Fengler · Galla

Die einfachsten Fuß-Übungen aller Zeiten

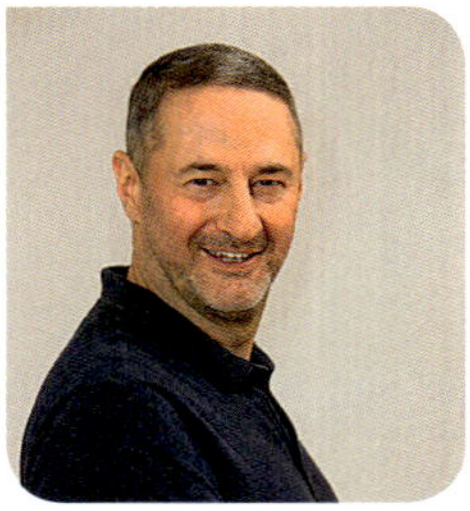

Arndt Fengler – selbsternannter »Drückerkönig« – ist leidenschaftlicher Osteopath, Physiotherapeut sowie Lehrer für Kinesiologisches Taping und Faszientherapie. In der Arbeit mit Menschen hat er seine Berufung gefunden und er gibt sein Wissen gerne in seinen Büchern und Fortbildungen weiter. Er lebt und arbeitet in der Schweiz. (www.arndtfengler.com).

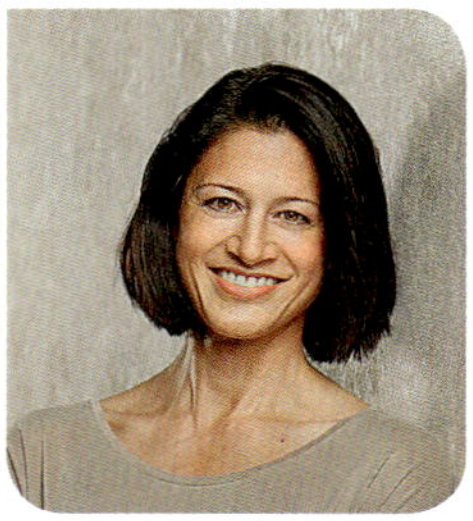

Dr. med. Mellany Galla ist die absolute Spezialistin für Fuß- und Sprunggelenkchirurgie. In ihrer Praxis in Hannover (www.fuss-spezialistin.de) stellt sie das Persönliche und Menschliche in den Vordergrund, um die bestmögliche individuelle Behandlung für jeden Patienten zu erzielen. Mellany Galla ist außerdem Dozentin und ehemalige Präsidentin der Gesellschaft für Fuß- und Sprunggelenkchirurgie (GFFC e.V.) und betreibt einen Blog. Die Zeitschrift FOCUS hat sie zum sechsten Mal in Folge als Topmedizinerin für Fuß- und Sprunggelenkchirurgie ausgezeichnet.

Arndt Fengler · Dr. med. Mellany Galla

Die einfachsten Fuss-Übungen aller Zeiten

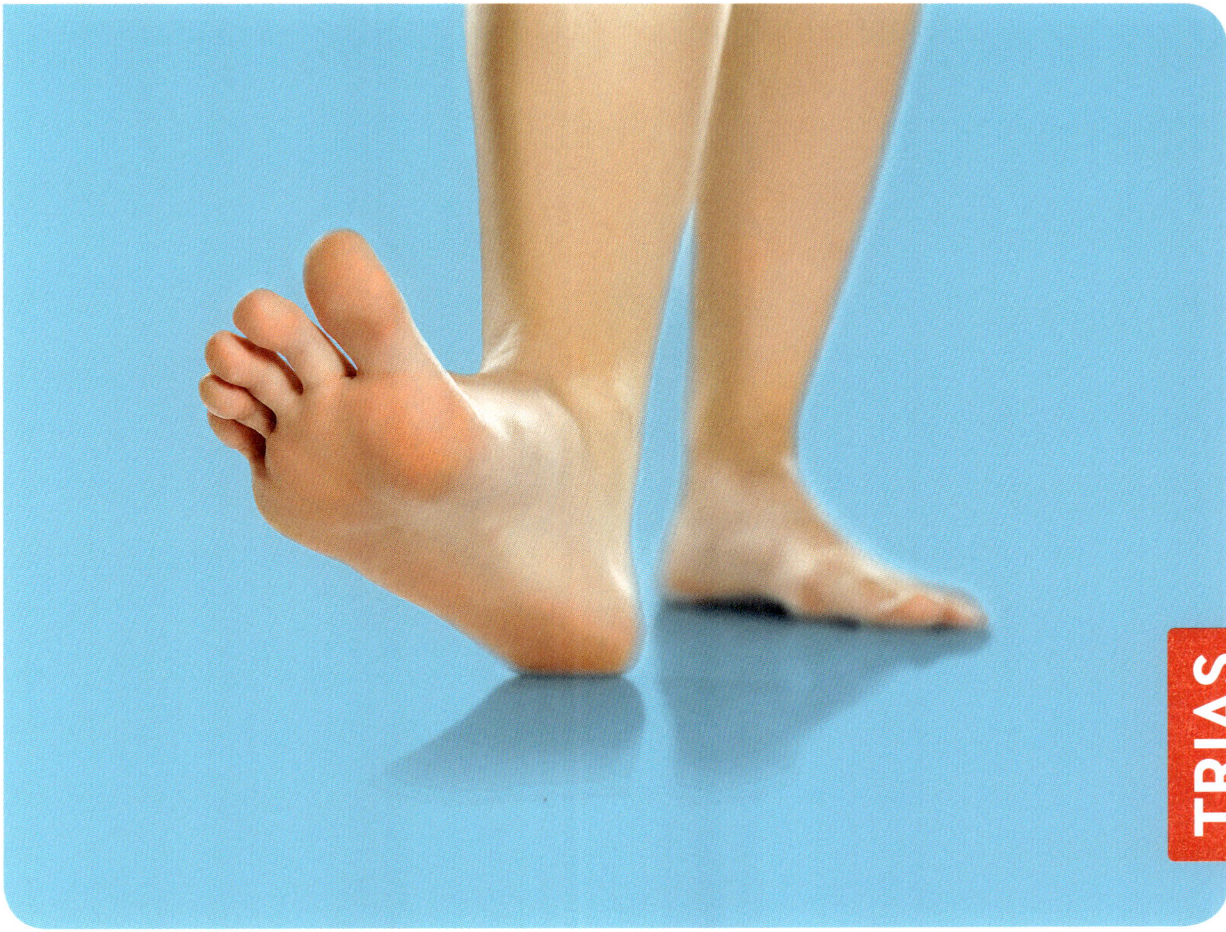

TRIAS

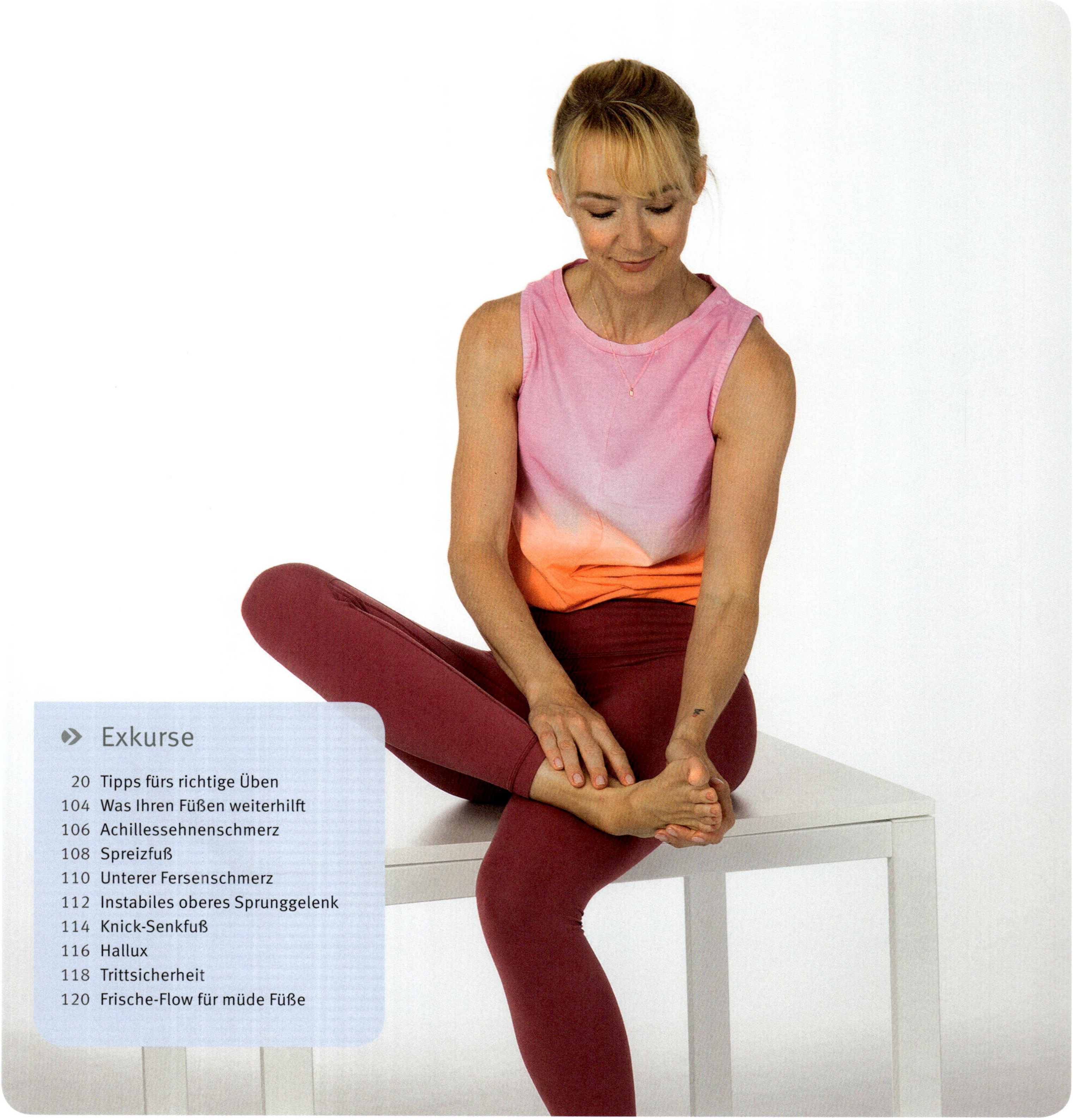

Exkurse

6

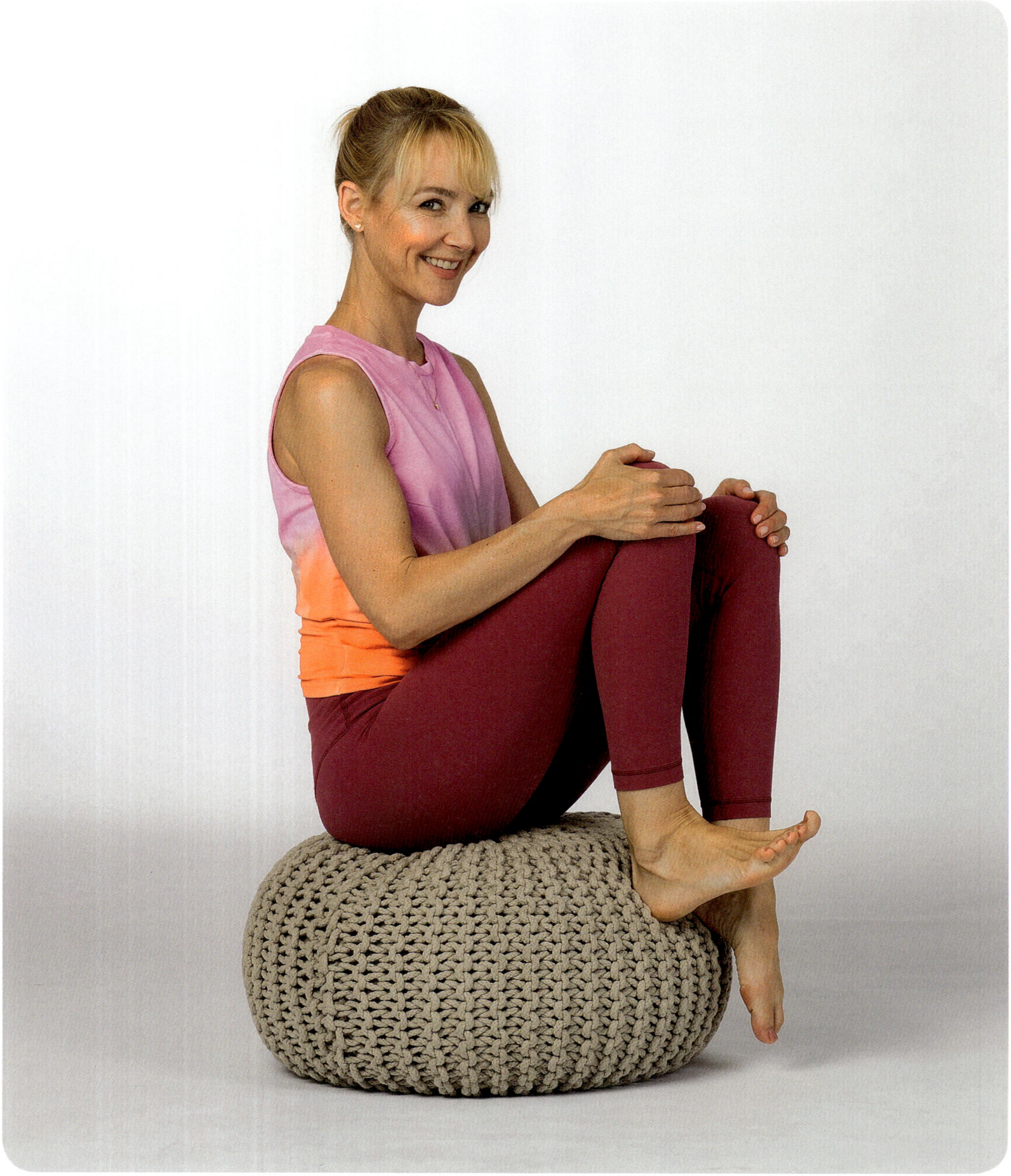

liebe Leserinnen, liebe Leser,

gesunde und starke Füße ermöglichen uns eine unbeschreibliche Fülle von Aktivitäten. Sie tragen uns unermüdlich durch den Alltag und erlauben es uns, voller Neugierde neue Wege zu erkunden. Wir können dank ihnen schlendern, laufen, rennen oder tanzen. Während sich der eine Fuß in die Luft erhebt, stellt der andere sicheren Bodenkontakt her. Bewegungsdrang und der Wunsch nach Stabilität müssen also nicht im Widerspruch zueinander stehen. Wenn die beiden fleißigen Helfer gut trainiert sind, gleichen sie den ein oder anderen Fehltritt aus und führt nicht jedes kleine Stolpern zu einem folgeschweren Sturz.

Mithilfe der Übungen in diesem Buch werden Sie ein Gespür dafür entwickeln, dass die Füße weit mehr als bloße Fortbewegungsmittel sind. In ihnen befinden sich ähnlich viele Nerven wie in den Händen. Sie gestatten es uns auch, mit der Welt in Kontakt zu treten und sie wahrzunehmen. Dafür müssen Sie nur einmal die Schuhe beiseitelassen und sich ein paar Schritte barfuß gönnen. Es muss nicht immer der vielgerühmte Strandspaziergang sein. Eine taubenetzte Wiese, ein Kiesweg oder ein Stück Waldboden laden dazu ein, ein ganz neues Fußgefühl zu entwickeln.

Vielleicht haben Ihre Füße in letzter Zeit auch schon SOS signalisiert, Ihnen schmerzhaft Leistungsgrenzen aufgezeigt oder sich sogar verändert? Dann ist es höchste Zeit, sich ihnen zu widmen und sie durch gezieltes Training zu unterstützen. Spenden Sie diesen Meisterwerken der Natur die Aufmerksamkeit, die sie verdienen, und genießen Sie zwei starke Partner für ein bewegungsreiches Leben.

Wir wünschen Ihnen viel Spaß,

Dr. Mellany Galla und Arndt Fengler

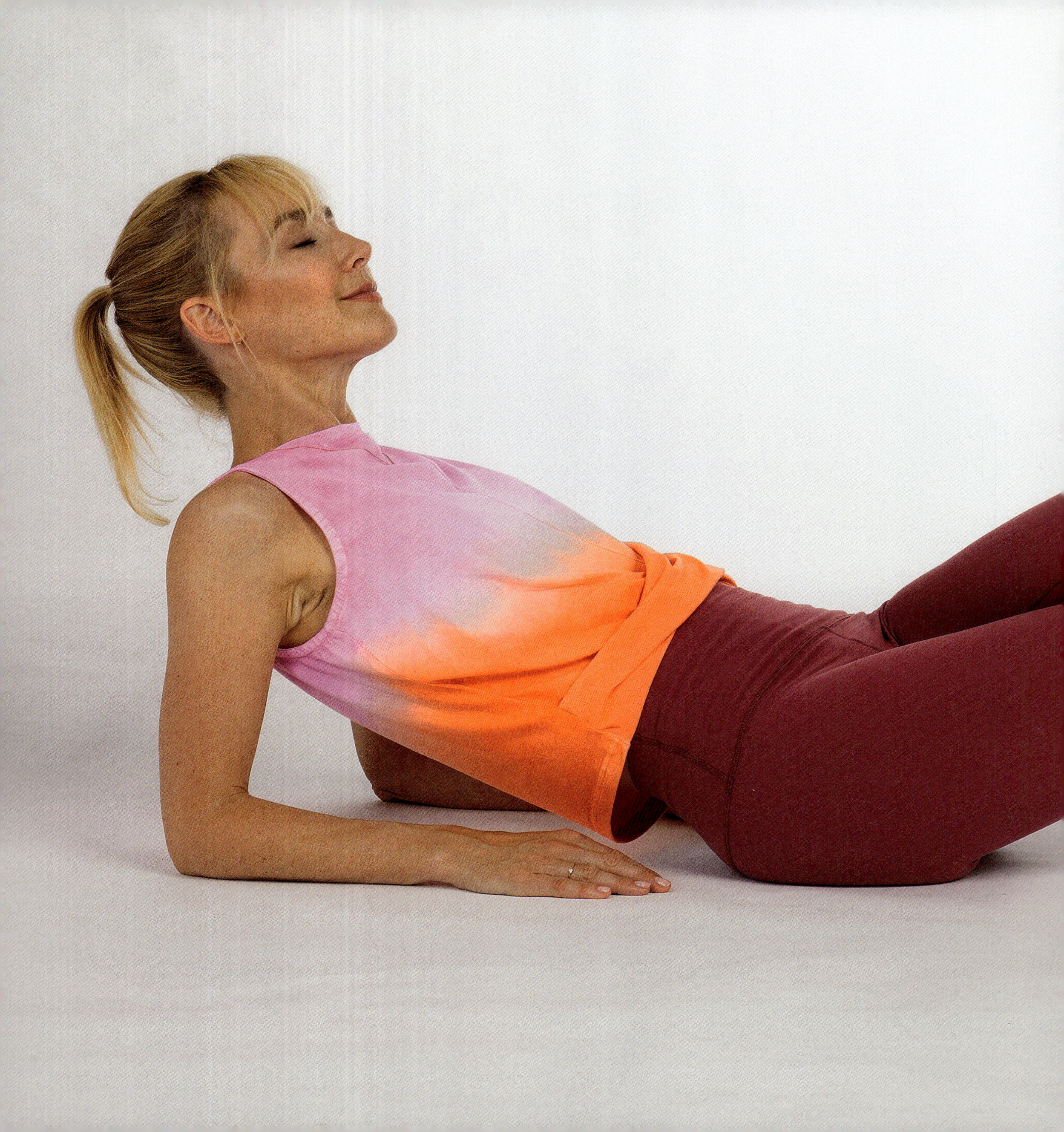

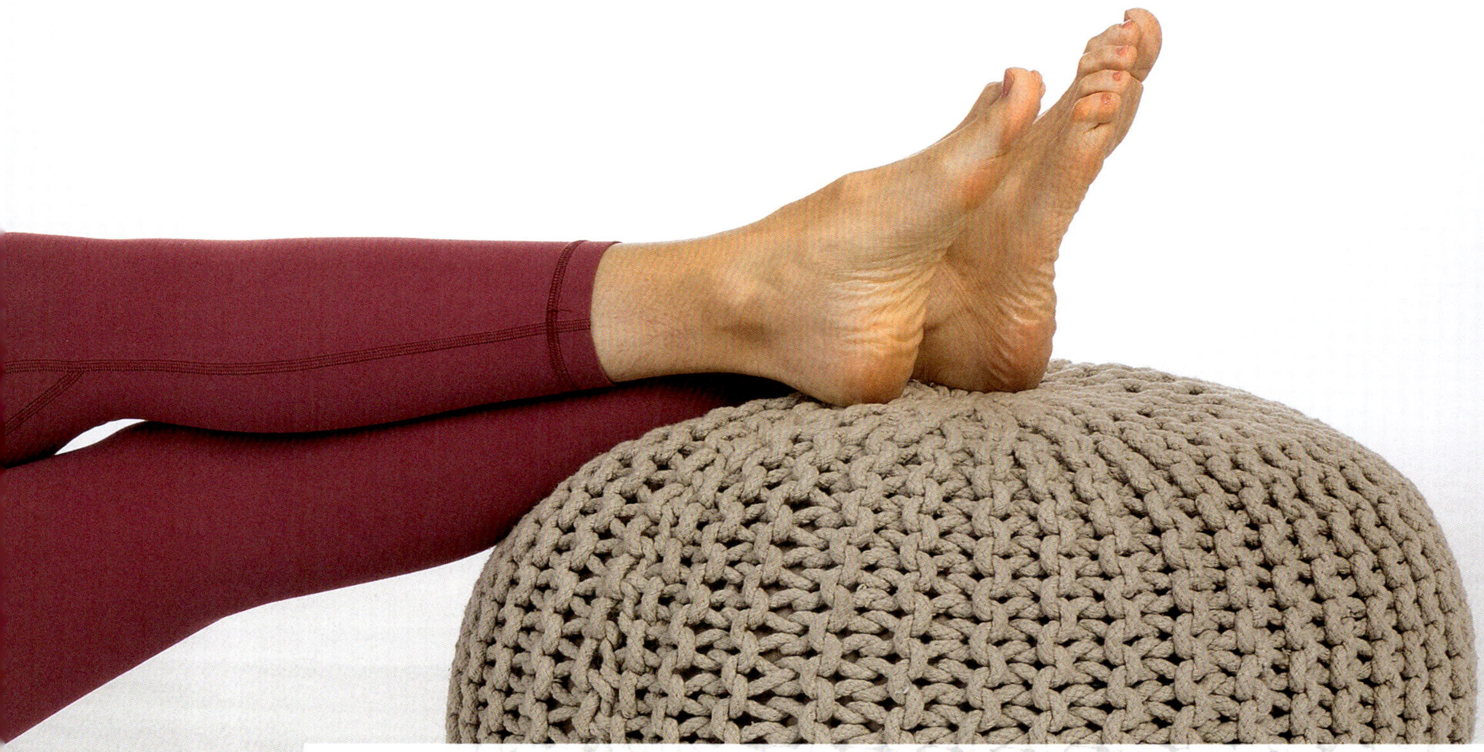

Wenn Füsse schmerzen

Sie tragen uns den ganzen Tag und trotzdem machen wir uns keine Gedanken über sie – unsere Füße. Erst wenn es im wahrsten Sinne des Wortes nicht mehr geht, schauen wir genauer hin.

Woher kommen Ihre Fussschmerzen?

Der Fuß ist ein komplexes System aus Knochen, Muskeln, Bändern und Nerven. Wenn dieses fein abgestimmte Gebilde in Schieflage gerät oder dauerhaft falsch belastet wird, sendet es ein Warnsignal: Schmerz.

Unsere Füße sind unser wichtigstes Fortbewegungsmittel. Mit durchschnittlich etwa 200 Millionen Schritten tragen sie uns durchs Leben – so weit wie zweimal um den Erdball. Diese Höchstleistung ist uns gar nicht bewusst. Wie selbstverständlich stehen und gehen wir auf den Füßen, laufen und springen herum. Dabei war der Fuß ursprünglich gar nicht dafür gemacht. Im Grunde war der Fuß ein Greiforgan, was noch sehr gut an unseren Verwandten, den Schimpansen, sichtbar ist. Die menschliche Großzehe ist bei ihnen ein Daumen und die Zehen beim Homo sapiens entsprechen den Fingern des Menschenaffen. Im Laufe der Evolution sind wir von Vierbeinern zu Zweibeinern geworden und das Greiforgan hat eine faszinierende Entwicklung zu einer Form vollzogen, die stabiler und vor allem stärker belastbar ist: unser Fuß.

Aber nicht nur das! Obwohl unsere Füße robuste Zeitgenossen sind, sind sie auch äußerst sensibel. Wussten Sie, dass sich in Ihren beiden Füßen mehr Sinneszellen befinden als in Ihrem Gesicht? Diese Abertausende Nerven und Sensoren nehmen jede Unebenheit des Bodens wahr und leiten die Information in blitzartiger Geschwindigkeit zum Großhirn. Dort werden die Informationen verarbeitet und sofort an den Fuß zurückgesendet. Der Fuß reagiert, indem die Fußmuskulatur aktiv wird und zusammen mit den Gelenken und Bändern arbeitet. Diese Prozesse laufen völlig unbewusst ab, ohne dass Sie sie steuern müssen. Der Fuß gleicht auf diese Weise Unebenheiten aus und sorgt dafür, dass Sie das Gleichgewicht halten und nicht stolpern.

Die Füße bilden auch das Fundament unseres Körpers. Alles »fußt« auf ihnen. Veränderungen am Fuß wie z. B. Fehlstellungen, Schwächen, Erkrankungen oder Verletzungen können sich folglich auf die gesamte Körperstatik auswirken. Umso wichtiger ist es, unseren Füßen mehr Beachtung zu schenken und auf die Alarmzeichen zu hören. Lernen Sie die möglichen Ursachen von Fußproblemen kennen.

Der Aufbau des Fußes

Die ausgefeilte Anatomie und Biomechanik unserer Füße ist ein wahres Kunstwerk. Es lohnt sich, dieses Wunderwerk der Natur besser kennenzulernen. Beide Füße zusammen machen nur etwa 3% unseres Gesamtkörpergewichts aus. Sie sind somit in Relation zu unserem Körper ein sehr kleiner Teil, der allerdings unter Belastung manchmal ein Vielfaches unseres Körpergewichts tragen muss – welch eine Schwerlast, die die 28 Knochen Ihres Fußes aushalten müssen.

Der Fuß wird in drei Abschnitte gegliedert.

- **Rückfuß:** Ferse, Sprungbein, Würfel- und Kahnbein, drei Keilbeine
- **Mittelfuß:** Fünf Mittelfußknochen
- **Vorfuß:** Fünf Zehen, vier setzen sich jeweils aus drei Gliedern zusammen, die Großzehe hat nur zwei Glieder.

Eine besondere Aufgabe hat das sogenannte Sprungbein, welches zwischen dem Fersenbein und der Knöchelgabel sitzt. Das Sprungbein überträgt die Kraft aus dem Unterschenkel in den Fuß.

Zwischen den einzelnen Knochen liegen die Gelenke. Allein an einem Fuß gibt es sage und schreibe 33 Gelenke, welche von über 100 Bändern zusammengehalten werden. Wie beweglich die Fußgelenke sein sollten, beschreiben Normalwerte. Wenn die Funktion eingeschränkt ist und wenn Sie eine Verminderung des Bewegungsumfangs bemerken, kann die Ursache eine Veränderung im Gelenk sein, z. B. Gelenkverschleiß (Arthrose). Liegt eine übernormale Beweglichkeit vor allem im Vergleich zum anderen Fuß vor, bezeichnet man dies als Gelenkinstabilität. Auslöser hierfür kann ein Schaden an den Bändern sein, die normalerweise die Gelenke stabilisieren.

Die Knochen und Gelenke könnten sich nicht bewegen, hätten wir am Fuß nicht Muskeln und Sprunggelenk. Diese Muskelarbeit nehmen wir im Alltag gar nicht wahr, denn die Bewegung läuft normalerweise automatisch ab, ohne dass wir viel dabei nachdenken. Weder beim Treppensteigen noch wenn Sie zur Haltestelle rennen, um den Bus zu erwischen, denken Sie darüber nach, welche Muskeln Sie nun gerade genau aktivieren müssen, um voranzukommen. Damit wir uns fortbewegen können, arbeiten die 28 Knochen und 33 Gelenke und Muskeln am Fuß perfekt zusammen. Jede Bewegung unserer Füße ist das Resultat eines sehr fein abgestimmten Zusammenspiels aller Muskeln, die an den Knochen ansetzen. Und dabei unterschätzen die meisten, dass dieser kleine Körperteil eine so hohe Anzahl von Muskeln besitzt.

Man gliedert die Muskeln unter verschiedenen Gesichtspunkten: Region, Lokalisation, Verlauf und Funktion.

Region: Muskeln am Fußrücken und Muskeln der Fußsohle (z. B. Sohlenviereckmuskel)

Lokalisation: Großzehenmuskulatur, Kleinzehenmuskulatur, mittlere Fußmuskeln (z. B. kleine Zwischenknochenmuskeln)

Verlauf: Man unterscheidet die kurzen Fußmuskeln (z. B. Großzehenabspreizer), die am Fuß selbst lokalisiert sind, von den langen Fußmuskeln (z. B. Peroneussehnen, Großzehenbeugersehne), die ihren Ursprung außerhalb des Fußskeletts haben (z. B. am Unterschenkel), aber am Fußknochen ansetzen.

Funktion: Unterteilt wird bei der Muskelfunktion in Beugemuskeln, welche den Fuß senken und die Zehen beugen. und Streckmuskeln, die wiederum den Fuß anheben und die Zehen strecken.

Die Bewegungen, die Ihre Füße ausführen können, sind mannigfaltig. Der Aufbau der Knochen und Gelenke und die Anordnung der Bänder, Sehnen und Muskeln hat sich im Laufe der Evolution so entwickelt, dass die Konstruktion gleich mehreres gleichzeitig gewährleistet: sichere Stabilität, große Flexibilität und ausdauernde Mobilität. Ihr Fuß ist in viele Richtungen beweglich. Neben der Streckung (Anheben des Fußes und der Zehen in Richtung Fußrücken) und der Beugung (Absenken des Fußes und der Zehen in Richtung Fußsohle) sind auch eine Anhebung des Fußaußenrandes (Eversion) sowie eine Anhebung des Fußinnenrandes (Inversion) möglich. Durch das Zusammenwirken der vielen Gelenke sind auch komplexe kombinierte Kipp- und Drehbewegungen sowie Schrägstellungen des Fußes möglich.

Die Fußstatik

Ein sehr wichtiges Element unserer Füße ist das Längsgewölbe. Es befindet sich auf der Innenseite des Fußes und wird vorne durch das Köpfchen des ersten Mittelfußknochens und hinten durch das Fersenbein begrenzt. Das Längsgewölbe entsteht zum einen durch die Form und Anordnung der Fußknochen und zum anderen durch die Verspannung der Muskeln, Sehnen und Bänder an der Fußsohle bzw. auf der Unterseite des Fußes.

Das Fußgewölbe ist normalerweise bis zu einem gewissen Grad flexibel und zuständig für die Dämpfung des Fußes. Hätten wir keine Spannung auf der Fußunterseite und kein Längsgewölbe, würden wir bei jedem Schritt ungebremst auf dem Boden aufsetzen. Insbesondere die sogenannte Plantaraponeurose (auch Plantarfaszie genannt) spielt hier eine tragende Rolle. Je nach Belastungsphase beim Gehen variieren sowohl die Verspannung als auch die Höhe des Längsgewölbes. Wenn Sie auf Ihren Füßen stehen, werden die Muskeln, Bänder und Sehnen in die Länge gedehnt und die Gewölbehöhe auf der Innenseite des Fußes flacht etwas ab. Wenn der Fuß nicht belastet wird, z. B. in der Schwungphase beim Gehen, wenn sich Ihr Fuß gerade in der Luft befindet und keinen Bodenkontakt hat, nimmt die Spannung wieder zu. Dieser Vorgang ist so ähnlich wie bei einem Gummiband, das Sie immer wieder anspannen und locker lassen. Auf diese Weise entsteht bei jeder Bewegung eine rasend schnelle Anpassung des Gewölbes, die Sie subjektiv kaum bemerken.

Die Höhe Ihres Längsgewölbes können Sie sehr gut selbst beurteilen. Normalerweise ist das Längsgewölbe im Stehen an der Innenseite Ihres Fußes an der höchsten Stelle ein bis zwei Finger breit, gemessen vom Fußboden. Ist das Gewölbe deutlich abgeflacht, kann das auf muskuläre Ungleichgewichte oder Achsenfehlstellungen hindeuten. Ein abgeflachtes Längsgewölbe findet man typischerweise beim Knick-Senkfuß oder beim Plattfuß. Umgekehrt kann das Längsgewölbe aber auch erhöht sein. Die Ursache ist in diesem Fall ein sogenannter Hohlfuß.

Die wichtigste Funktion des Fußes: das Gehen

Die wichtigste Aufgabe unserer Füße ist das Gehen. Die für uns so selbstverständliche Art der Fortbewegung ist ein sich stetig wiederholendes Bewegungsmuster. Man spricht deshalb auch von einem Gangzyklus. Bei jedem Gangzyklus werden immer wieder die gleichen Phasen in einer bestimmten zeitlichen Reihenfolge durchlaufen. Beim Gehen unterscheidet man die Standphase von der Schwungphase. In der Standphase hat der Fuß Kontakt zum Boden. Die Standphase nimmt etwa 60% des Gangzyklus ein. Die übrigen 40% des Gangzyklus entfallen auf die Schwungphase, in der sich der Fuß in der Luft befindet und nicht belastet wird.

Oben: Aufbau des Fußes
Unten: das Längsgewölbe

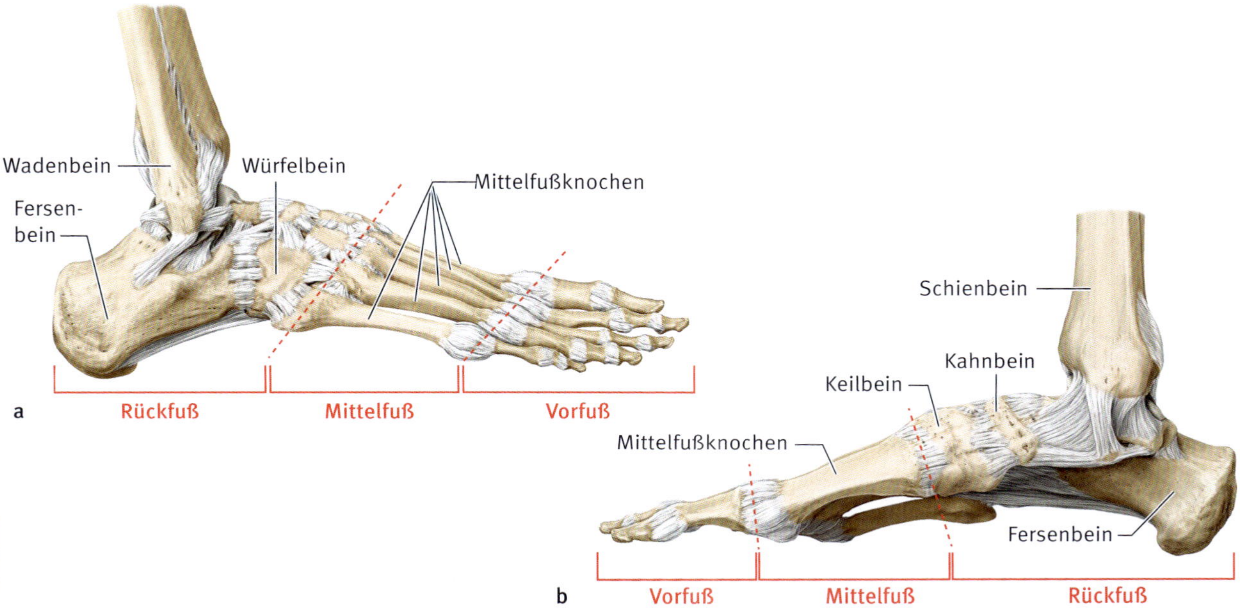

Aus Galla M, Fengler A. Füße in Bestform. Stuttgart: TRIAS; 2021. Nach Schünke M, Schulte E, Schumacher U. PROMETHEUS LernAtlas, Grafik: Wesker K; Thieme; 2018

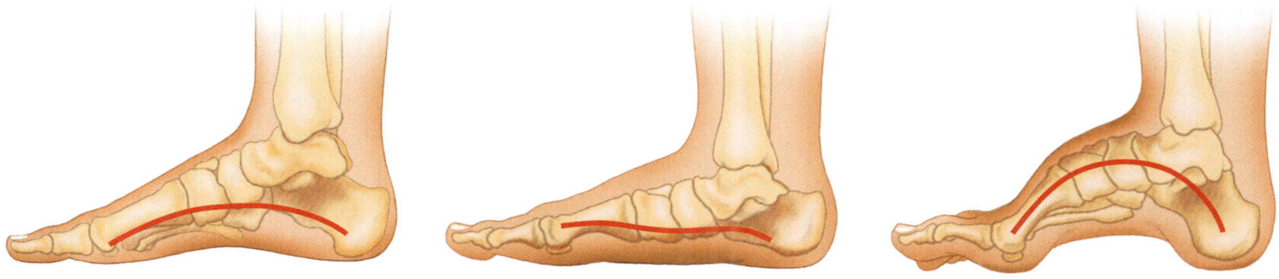

a normal **b** abgeflacht beim Knick-Senkfuß **c** überhöht beim Hohlfuß

Larsen C. Gut zu Fuß ein Leben lang. 5. Aufl. Stuttgart: TRIAS; 2019

Mit einer Fußdruckmessung (Pedographie) kann man die Abfolge dieses Bewegungsmusters beim Gehen und auch das Abrollverhalten des Fußes sowie die Druckverteilung an der Fußsohle beim Auftreten und Abrollen messen. Bei dieser Untersuchung werden beim Gehen über eine Messplatte mittels einer Vielzahl von Sensoren die Druckstärke und -punkte gemessen, mit denen der Fuß auf dem Untergrund aufsetzt. Digital verarbeitet werden die unterschiedlichen hohen und niedrigen Druckintensitäten an den verschiedenen Zonen des Fußes in einem Bild sichtbar gemacht. In der Auswertung kann beurteilt werden, wie Ihr Fuß abrollt und ob es abnorme Druckveränderungen z. B. durch Fehlstellungen oder Bewegungseinschränkungen gibt.

Was Schmerzen verursachen kann

Es zieht mal hier und sticht mal da – oft beginnen die Beschwerden zunächst sporadisch. Wenn sie nicht da sind, hat man sie auch schnell wieder vergessen. Dann nehmen sie langsam mehr und mehr zu. Und erst wenn sie zum ständigen Begleiter werden und wir unsere Gewohnheiten einschränken oder gar aufgeben müssen, schenken wir den Warnsignalen Beachtung.

Prinzipiell können alle anatomischen Strukturen, die Sie mittlerweile kennengelernt haben – Knochen, Gelenke, Muskeln, Sehnen und Bänder – Ursache für Fußschmerzen sein. Allerdings ist in den meisten Fällen nicht nur eine Struktur verantwortlich für Ihre Fußbeschwerden. Oftmals ist die Kombination aus mehreren Faktoren der Grund für die Störung.

Dabei unterscheiden die Experten die strukturellen Schäden von den funktionellen Beschwerden.

Struktureller Schaden: Das Gewebe, d. h. der Knochen, die Gelenke, die Muskeln, die Sehnen und/oder die Bänder, ist beschädigt und hat nicht mehr die normale Form und Beschaffenheit. Es können gleichzeitig mehrere Strukturen betroffen sein. Ein Beispiel für einen strukturellen Schaden ist z. B. ein Bänderriss.

Funktionelle Beschwerden: In diesem Fall sind die Strukturen allesamt intakt, aber üben nicht mehr ihre eigentliche Funktion regelgerecht aus.

Symptome bei Fußproblemen

Die Art und Weise, wie sich Probleme am Fuß äußern können, sind sehr mannigfaltig.

Verformung Manchmal kann die erste Veränderung, die Sie bemerken, eine Verformung sein, z. B. ein Überbein. Ein typisches Beispiel hierfür ist der sogenannte Hallux valgus. Bei diesem Krankheitsbild tritt der Großzehenballen deutlicher hervor. Dies verursacht einen unangenehmen Druck im Schuh. Betroffene empfinden Schuhe, die früher noch passten, als zu eng und bemerken oftmals eine Rötung am Großzehenballen durch den Druck im Schuh. Dies sind die typischen Symptome, bevor eine Fehlstellung auftritt, bei welcher die Großzehe langsam nach außen in Richtung der Kleinzehen wandert.

Verformungen können auch als Überbeine an anderen Stellen des Fußes auftreten. Solche Überbeine können entweder vom Knochen ausgehen (sog. Exostosen oder Osteophyten) oder vom Weichteilgewebe, z. B. als sog. Ganglion. Ein Ganglion ist eine gutartige Weichteilgeschwulst, die meist von der Gelenkkapsel oder der Sehnenscheide entspringt, und dermaßen prall mit Flüssigkeit gefüllt ist, dass es sich so hart und fast wie Knochen anfühlen kann. Meist entsteht ein Ganglion durch chronische Überlastung oder nach einem Unfall, wenn die Kapsel oder die Sehnenscheide ein wenig einreißen und anschließend wieder verheilen. Auch wenn diese Überbeine kein bösartiges Gewebe sind, werden sie mit zunehmender Größe für die Betroffenen zum lästigen Begleiter. Im wahrsten Sinne des Wortes drückt dann der Schuh!

Schwellung Ein weiteres Symptom bei Fußproblemen kann eine Schwellung sein. Entweder tritt sie plötzlich akut auf, z. B. nach einer Verletzung wie einer Prellung des Fußes oder bei einer Zerrung durch Umknicken, oder ganz langsam zunehmend. Wenn sich die Schwellung allmählich entwickelt und keine Verletzung vorlag, kann die Schwellung ein Hinweis auf eine Überlastung sein.

Rötung Bemerken Sie zusätzlich zu der Schwellung eine Rötung, spricht dies häufig für eine Entzündung.

Schmerzen Das Signal, das wohl am deutlichsten spürbar ist, sind Schmerzen. Hilfreich ist es, wenn Sie genau beobachten, wann und wo bei und wie oft der Schmerz auftritt. Denn die Dauer und die Art der Schmerzen sowie die Situation, in der sie auftreten, liefern wichtige Informationen zu den möglichen Ursachen und zu einer Erkrankung. Man unterscheidet Schmerzen, die nur bei Belastung des Fußes vorkommen (Belastungsschmerz), von Schmerzen, die auch bereits im Ruhezustand ohne Aktivität des Fußes auftreten (Ruheschmerz). Auch die Dauer der Schmerzen spielt eine Rolle, um die richtige Diagnose zu stellen. Sie können entweder konstant präsent sein oder nur sporadisch und wechselhaft auftreten. Darüber hinaus können verschiedene Schmerzqualitäten eingestuft werden: dumpf, spitz, stechend, pochend, brennend, ziehend oder gar kribbelnd.

Steife Gelenke – instabile Gelenke
Als besonders einschränkend werden Veränderungen in der Beweglichkeit von Fußgelenken und Sprunggelenk erlebt. Wenn der Fuß nicht mehr wie gewohnt beweglich ist und sich wie steif anfühlt, sind manchmal alltägliche Abläufe, aber auch sportliche Aktivitäten nicht mehr möglich. Ein Grund für einen verminderten Bewegungsumfang in einem Gelenk kann z. B. eine Arthrose (Gelenkverschleiß) sein. Ein Gelenk kann aber auch im Gegenteil über das normale Maß hinaus überbeweglich oder gar gelockert sein. Das Gelenk ist instabil. Bemerkbar macht sich dies, wenn Sie häufiger umknicken oder sich auf unebenem Untergrund wie z. B. Kopfsteinpflaster unsicher fühlen.

Darum sollten Sie aktiv werden

Sie haben nun eine gute Vorstellung davon, wie komplex der Aufbau Ihrer Füße ist und wie fein abgestimmt die einzelnen Knochen und Gelenke zusammenarbeiten. Wie die Zahnräder eines mechanischen Uhrwerks hängen die vielen Strukturen zusammen. Wenn sich ein einziges Zahnrad bewegt, geraten automatisch die anderen Zahnräder ebenfalls in Bewegung. Rückfuß, Mittelfuß und Vorfuß stehen in enger Verbindung und im Bewegungsablauf genauso zueinander. Dies erklärt, warum eine Veränderung an einem Abschnitt des Fußes sich auf andere Teile des Fußes auswirken kann. Eine Störung an einem einzelnen Gelenk oder an einer Struktur des Fußes kann in der Folge zu Störungen in weiteren Bereichen des Fußes führen. Man sollte am Fuß nicht einfach einen Teil isoliert betrachten und die anderen Anteile außer Acht lassen, sondern ihn immer als Ganzes sehen und begreifen. Eine Fehlstellung an der Ferse z. B. kann sich wie eine Kettenreaktion bis in den Vorfuß fortsetzen und umgekehrt. Und mehr noch – Funktionsstörungen und Achsenfehlstellungen des Fußes beeinflussen sogar die weiteren Gelenke des Körpers wie die Knie- und Hüftgelenke und damit auch das Becken und die Wirbelsäule und letztendlich unsere gesamte Körperhaltung.

Sie haben nun erfahren, welch ein faszinierendes Konstrukt unsere

Motivation für mehr Fussgesundheit

Bevor es jetzt ans Fußwerk geht, möchten wir Ihnen drei einfache Tipps mit auf den Weg geben. Sie sollen Ihnen helfen, mit dem Training am Ball zu bleiben und für sich und Ihre Füße das Beste aus diesem Buch herauszuholen.

Kehren Sie doch noch einmal kurz an den Punkt zurück, an dem Sie sich entschieden haben, Ihren Füßen etwas Gutes zu tun. Vielleicht gab es immer mal wieder kleinere oder größere Probleme, von denen Sie sich befreien wollten? Oder haben Sie ein tolles neues Hobby für sich entdeckt und bemerkt, dass die Füße nicht ganz so gut mitmachen, wie Sie es sich wünschen? Irgendetwas war Ihr Beweggrund (Motiv) für diesen Entschluss. Werden Sie sich dessen noch einmal ganz bewusst. Wenn Sie das Ziel Ihres Trainings klar und deutlich vor sich sehen, wird es ein Leichtes sein, dabei zu bleiben!

Machen Sie Ihr Training unumgänglich! Tragen Sie für die Übungen ein Paar bestimmte Socken (rutschfest!). Kaufen Sie welche in einer Signalfarbe und legen Sie sie so in die Wohnung, dass Sie sie nicht übersehen können! Sie wollen gleich morgens trainieren? Dann legen Sie die Socken vor die Kaffeemaschine oder in die Dusche. Oder Sie legen die Socken auf das Sofa, wo Sie abends entspannen möchten. Seien Sie kreativ.

1. **Engagieren Sie Motivatoren!** Bitten Sie drei gute Freundinnen, als Unterstützerinnen aktiv zu werden. Eine regelmäßige SMS oder im Gespräch die Frage »Was macht dein Fußtraining?« wirken wahre Wunder. Vielleicht können Sie sich bei anderer Gelegenheit revanchieren. So können Freundschaften eine tolle Energie entfalten.
2. **Belohnen Sie sich und Ihre Füße!** Nehmen Sie sich für einen bestimmten Zeitraum eine festgelegte Anzahl an Trainingseinheiten vor. Das könnten z. B. 16 Einheiten im nächsten Monat sein. Legen Sie auch die Mindestdauer einer Einheit (z. B. 12 Minuten) fest. Nach Erreichen dieses Ziels gönnen Sie sich etwas. Sie könnten sich eine schöne Fußmassage leisten oder ein wohltuendes Fußbad.
3. **Geben Sie Ihrem Fleiß eine Währung!** Was ist Ihnen Ihr Fleiß wert? 10 € pro Einheit? Eine Praline? Oder 5 Minuten in einem schönen, aber völlig unvernünftigen Schuh? Legen Sie Ihre ganz persönliche Währung fest und füllen Sie ein schönes und gut sichtbar aufgestelltes Bonbonglas mit Ihrer Trainingswährung. Markieren Sie im Kalender einen Zahltag pro Woche, pro Monat und akzeptieren Sie keine Schuldscheine!

Füße sind! Sie sind zuverlässige Partner für unsere Fortbewegung und das Fundament, auf dem alles aufbaut. Ein Fundament sollte stets stabil sein – so auch das Fundament Ihres Körpers. Genau wie alle anderen Muskeln und Sehnen am menschlichen Körper kann auch die Fußmuskulatur verkümmern und sich verkürzen. Auf diesem Körperteil »fußt« im wahrsten Sinne des Wortes der gesamte Körper. Und obwohl vergleichsweise klein, vollbringt er riesengroße Leistungen, die Sie wahrscheinlich gar nicht ahnen! Im Laufe Ihres Lebens tragen Ihre Füße Sie rund zweimal um die Erdkugel. Mehr noch! Die Füße sind nicht nur ausdauernd, sondern grandiose Gewichtsheber. Nach einem Sprung fängt Ihre Ferse bei der Landung bis zu 1000 Kilogramm auf.

Robust und gleichzeitig extrem sensibel: Im Grunde sind unsere Füße ein filigranes Tastorgan. Eine Vielzahl von Sinneszellen und Nervenendigungen erspüren die Beschaffenheit des Bodens und senden diese Information zum Gehirn. Dies sorgt – ohne dass Sie es bewusst wahrnehmen – dafür, dass Unebenheiten blitzschnell ausgeglichen werden durch das feine Zusammenspiel von Gelenken, Muskeln und Bändern. Sie halten auf diese Weise Ihr Gleichgewicht und beeinflussen Ihre gesamte Körperhaltung. Die Wechselwirkung zwischen unseren Füßen und dem Rest unseres Körpers ist ziemlich komplex.

Dies ist umso faszinierender, weil der Fuß gar nicht auf diese Funktionen ausgelegt war. Ursprünglich ein Greiforgan, hat er sich im Laufe der menschlichen Evolution zum »Gehorgan« entwickelt. Denn unsere Aufrichtung zum Zweibeiner und der damit verbundene aufrechte Gang stellte neue Herausforderungen an diesen Körperteil: Nicht mehr das Greifen war wichtig, sondern ein stabiler Stand und eine hohe Belastbarkeit, um weite Strecken zu laufen. Die Natur hat nach und nach die Funktion des Greiffußes angepasst an den Lauffuß. Um so wichtiger ist es, die Füße zu kräftigen und flexibel zu halten.

Je stärker sie sind, desto besser tragen sie uns durchs Leben. Je besser die Füße gedehnt sind, desto geschmeidiger funktionieren sie. Durch gezieltes Training können Sie beides erreichen: Kräftigung und Flexibilität. Werden Sie aktiv und schenken Sie dem Wunderwerk »Fuß« Ihre Aufmerksamkeit, bevor es zu Schmerzsignalen und manifesten Problemen kommt!

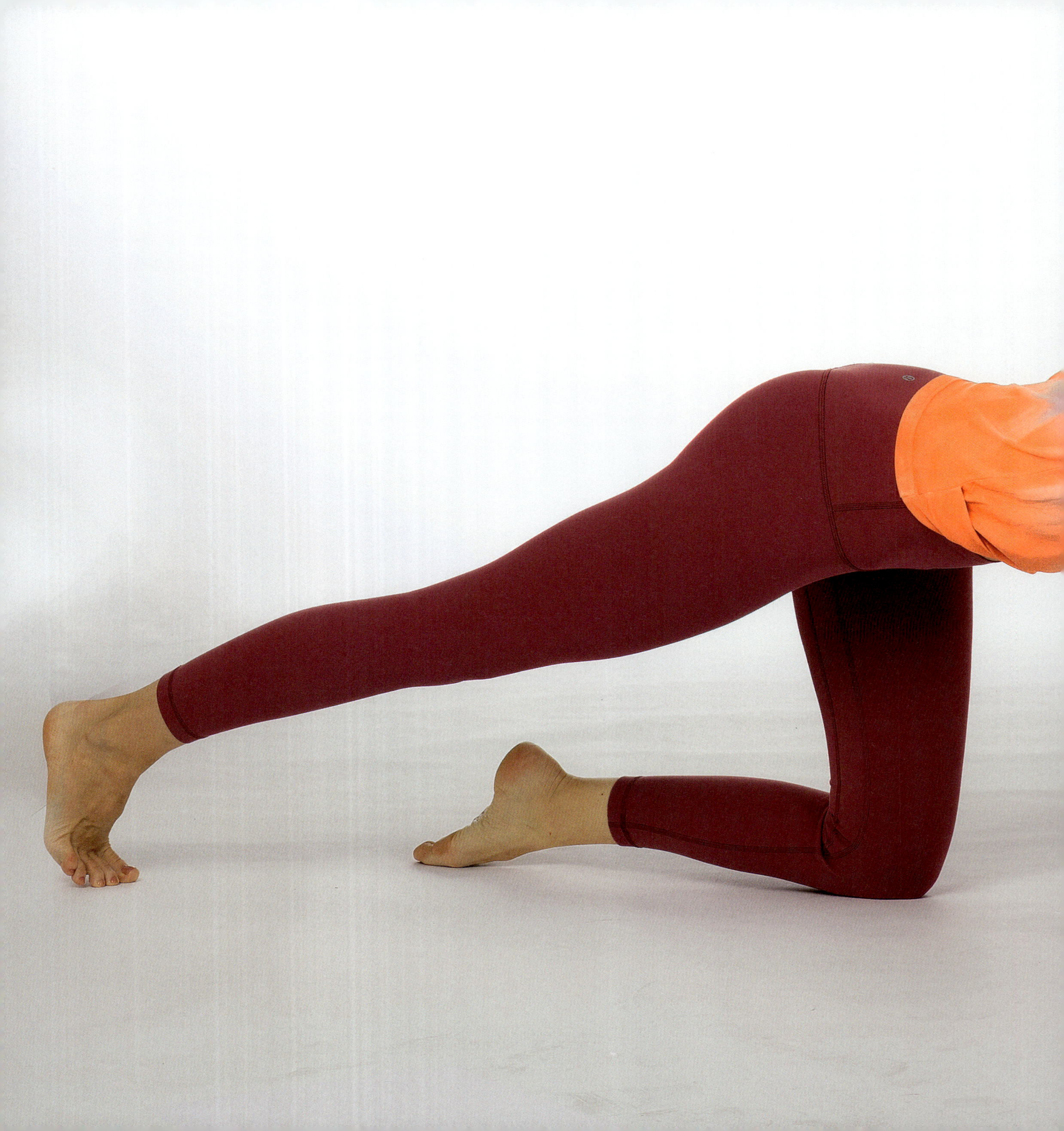

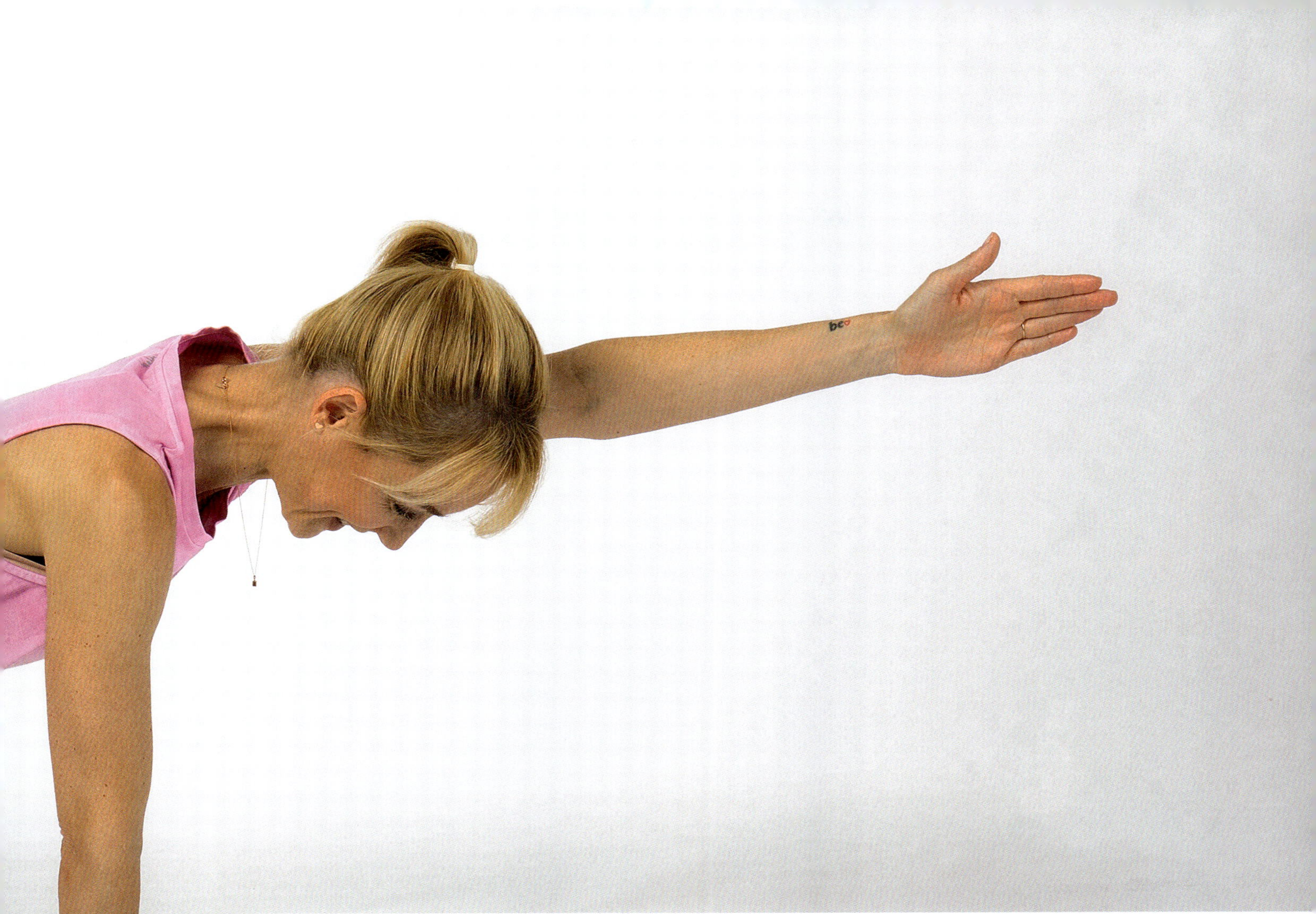

Die einfachsten Fussübungen

Füße sind wie Gewichtheber, nur Training lässt sie kräftig werden. Die Übungen wirken auf zwei Ebenen: Sie machen die Füße stärker und flexibler. Gegen konkrete Beschwerden finden Sie ausgefeilte, hochwirksame Programme.

Tipps fürs richtige Üben

Hier verraten wir Ihnen die Trainingsregeln der Profis, mit denen Sie Ihre Füße wieder auf Erfolgskurs bringen. Damit werden Sie sicher, effektiv und mit dauerhafter Wirkung üben.

1. Zeig her deine Füsse!

Trainieren Sie barfuß! Gönnen Sie Ihren Füßen die Freiheit, sich ohne Einengungen zu bewegen. Auf diese Weise können Sie prüfen, ob Sie den vollen Bewegungsumfang erreichen und ob Sie die Übung korrekt durchführen. Außerdem: Frische Luft tut gut – auch den Füßen!

2. Zwei Seiten einer Medaille

Ein ausgeglichenes Fundament ist wichtig. Trainieren Sie deshalb immer beide Füße im gleichen Umfang.

3. Der Idealkontakt

Der Erfolg einer Übung fällt und steht – und das im wahrsten Sinne des Wortes – mit Ihrer Ausgangsposition. Achten Sie bei den Übungen im Stand darauf, dass die Ferse, der Großzehenballen und der Kleinzehenballen gleichermaßen guten Bodenkontakt haben: den Idealkontakt. Der Fuß steht gerade im Lot und kippt nicht. Die Belastung verteilt sich gleichmäßig auf die Fußsohle.

4. Die Entdeckung der Langsamkeit

Führen Sie die Übungen langsam und sorgfältig durch. Gerade am Anfang ist es wichtig, den korrekten Bewegungsablauf zu erlernen. Eine falsch durchgeführte Übung hat keinen Nutzen oder ggf. sogar eine gegenteilige Wirkung. Je häufiger Sie eine Übung richtig machen, desto mehr werden Ihnen die Abläufe in Fleisch und Blut übergehen.

5. Lieber kurz und regelmässig als lang und selten

Zeitmangel ist heute ein echtes Problem. Dennoch: Trainieren Sie regelmäßig! Wenn Sie mal keine Zeit haben, machen Sie eine kleine Auswahl der Übungen, die für Sie wichtig sind. Es ist sinnvoller, regelmäßig ein kurzes Workout zu machen, als selten und mit großem zeitlichem Abstand, aber dafür dann lange zu trainieren. Nutzen Sie auch Alltagssituationen, z. B. wenn Sie die Zähne putzen oder fernsehen.

6. Überfordern Sie sich nicht!

Sie sind bestimmt motiviert und möchten Ihr Ziel schnell erreichen. Manchmal gilt aber: Viel hilft nicht viel! Sich zu hohe Ziele zu setzen, kann frustrierend sein. Statt gleich mit dem höchsten Schwierigkeitsgrad zu beginnen und dabei enttäuscht zu werden, wenn es nicht klappt, wählen Sie lieber Übungen aus, die Ihrem Fitnesslevel und Ihren Fähigkeiten entsprechen. Steigern Sie sich langsam.

7. Alles eine Frage der Haltung

Die meisten Übungen gelingen einfacher, wenn Sie eine gute Körperhaltung haben. D. h., stehen Sie aufrecht und stabilisieren Sie Ihren Rumpf, indem Sie Bauch- und Rückenmuskulatur anspannen. Sie werden merken, dass durch eine gute Rumpfstabilität und Körperspannung Ihr Stand viel sicherer ist und sich auch Ihr Rücken stärker anfühlt.

8. Gehen Sie einen Schritt weiter

Sie fühlen sich bei Ihrem Übungsprogramm sehr sicher und haben keinerlei Schwierigkeiten bei der Durchführung? Sie suchen nach einer Steigerung? Kein Problem. Machen Sie die Übungen einfach mal auf einem weichen Untergrund, z. B. einer dicken Gymnastikmatte oder einem Balance Pad. Das ist hocheffektives propriozeptives Training und der Kick für Ihre Stabilität und Koordinationsfähigkeit.

Sprunggelenke

1 Auf den Boden setzen, die Knie mit einer Rolle unterlagern. Schultern tief halten und den Oberkörper aufrichten. Mit den Händen leichten Druck in den Boden geben.

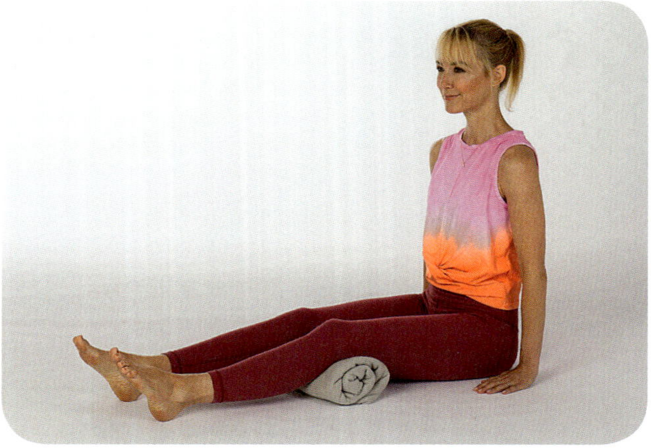

2 Füße hoch in Richtung Körper ziehen, so weit wie möglich. Kommen beide Füße gleich weit? Spüren Sie eine Dehnung in den Waden? Ist sie beidseits gleich?

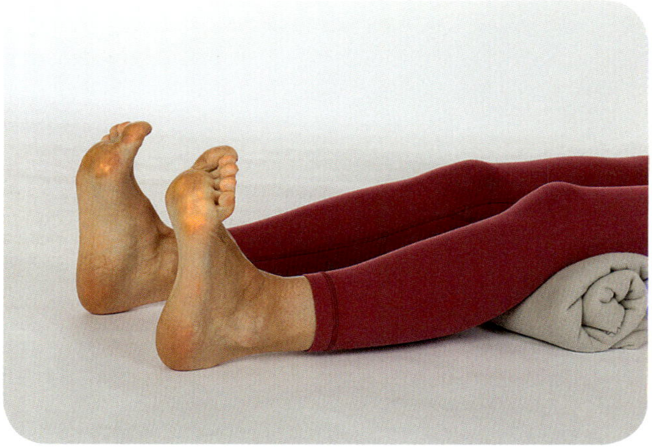

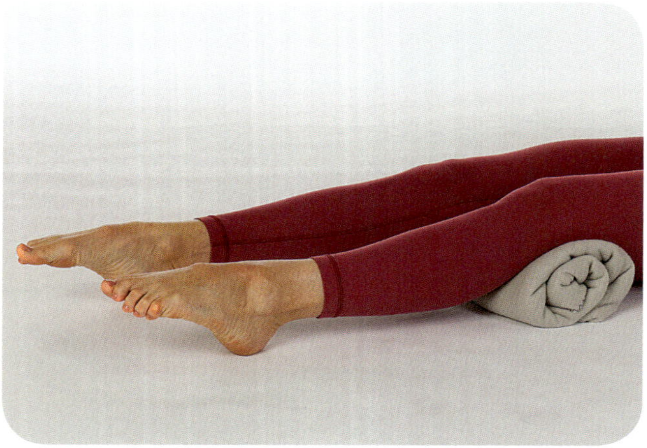

3 Jetzt die Füße ganz weit nach unten strecken, in Richtung Boden. Sind beide Füße gleich gut beweglich? Schätzen Sie das Bewegungsausmaß. Auch in dieser Position nehmen Sie sich etwas Zeit für die Wahrnehmung der Unterschenkel und der Füße.

Tipp Sollten Sie in Schritt 3 Krämpfe in den Waden oder den Fußsohlenmuskeln bekommen, empfehlen wir Ihnen als Ausgleich die Übungen Schleicher (Seite 58), Wadenstretch (Seite 64) und Sanfte Sohle (Seite 46).

Das bringt's Sie mobilisieren Ihre oberen Sprunggelenke in Beugung (Plantarflexion) und Streckung (Dorsalextension). So halten Sie die Wadenmuskulatur geschmeidig. Aktive Sprunggelenke sorgen für mehr Balance und Trittsicherheit.

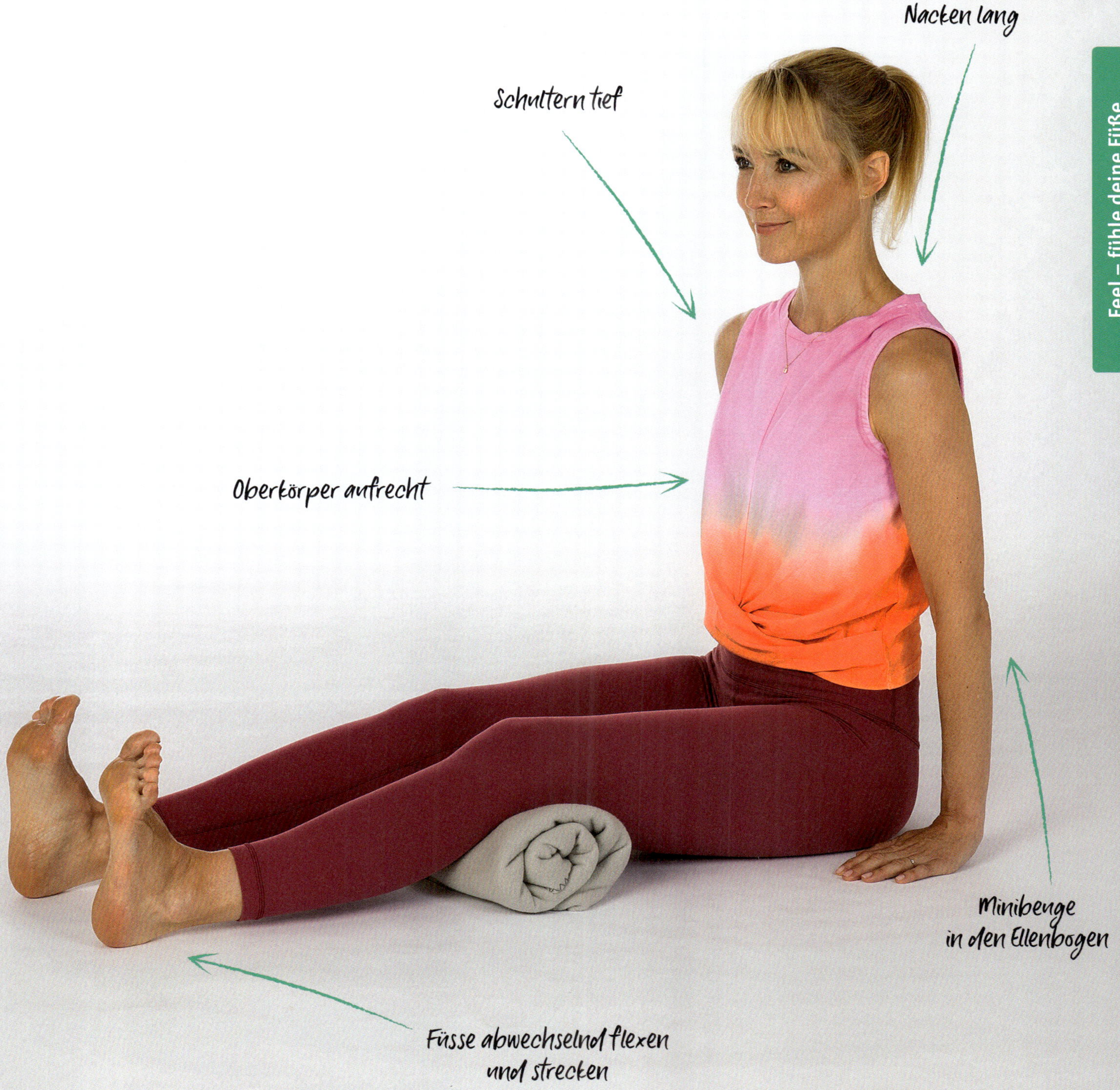
Nacken lang
Schultern tief
Oberkörper aufrecht
Minibeuge
in den Ellenbogen
Füsse abwechselnd flexen
und strecken

Fusskippung

1 Auf dem Boden, Schultern sinken nach unten. Oberkörper ist aufgerichtet. Sie atmen ruhig in den Bauch. Fußrücken steht im 90°-Winkel zum Unterschenkel.

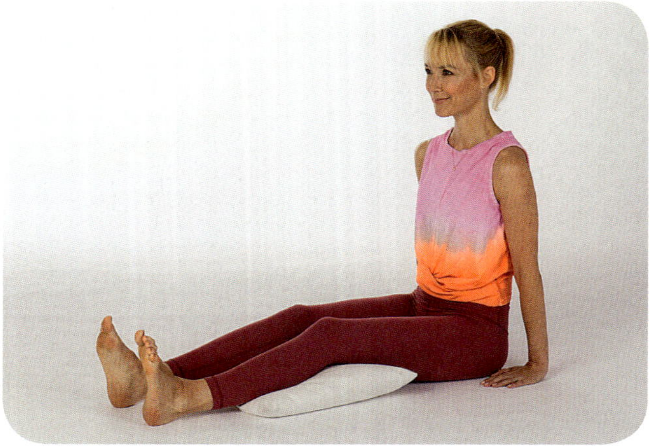

2 Die Fußaußenkanten, so weit es geht, seitlich hochziehen, ohne in eine X-Bein-Stellung auszuweichen. Wie ist das Bewegungsausmaß beider Füße?

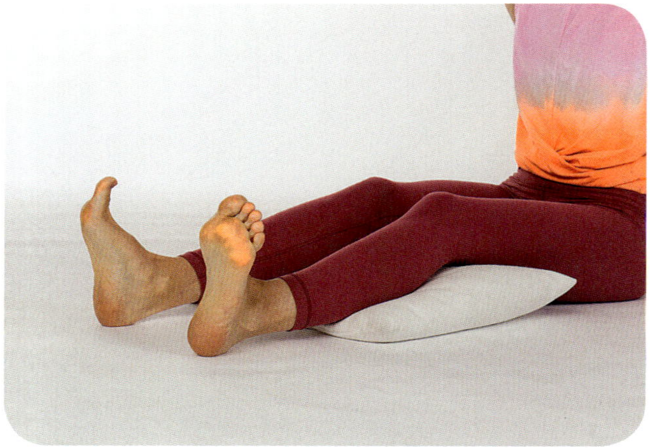

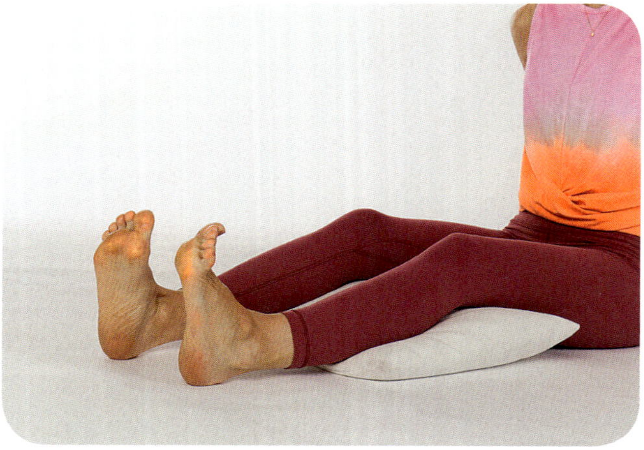

3 Nun die Fußinnenseiten maximal seitlich nach oben führen, ohne dass die Beine in eine O-Form ausweichen. Beobachten Sie das Ausmaß und die Qualität der Bewegung.

Variante: Sie führen die Bewegungen kraftvoll im Wechsel aus. Üben Sie 3-mal 15 Wiederholungen, um Ihre Muskeln zu kräftigen und die Füße zu stabilisieren.

Tipp Bitte keine Buchstabensuppe produzieren! Vermeiden Sie X- und O-Bein-Stellungen durch eine saubere Ausführung.

Das bringt's Die Wahrnehmung Ihrer Füße verbessert sich. Sie stabilisieren Sprunggelenk und Füße und machen Sie so reaktionsstark bei unebenem Grund und Sportarten mit schnellen Richtungswechseln.

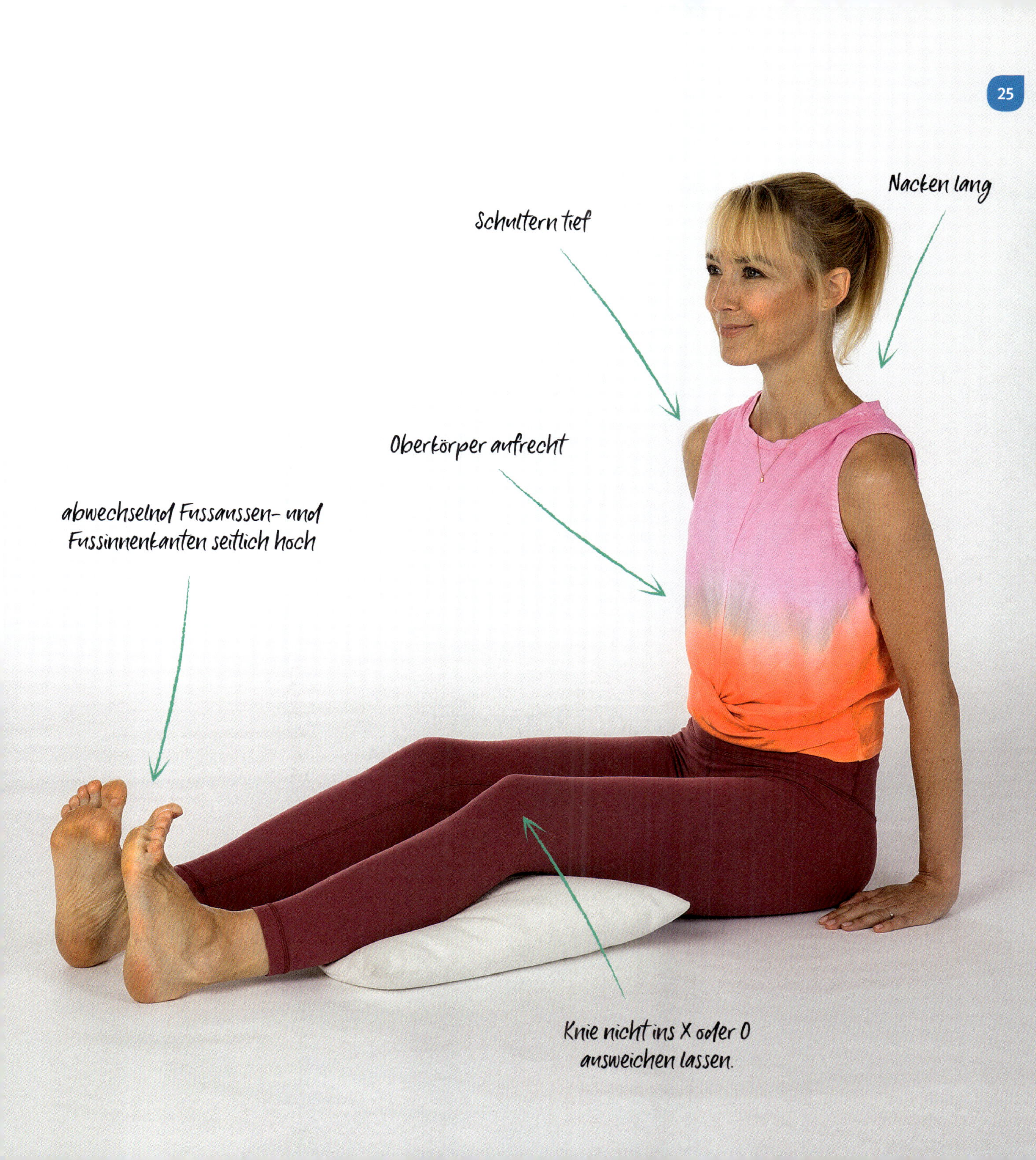
Nacken lang
Schultern tief
Oberkörper aufrecht
abwechselnd Fussaussen- und Fussinnenkanten seitlich hoch
Knie nicht ins X oder O ausweichen lassen.

Zehenbeweglichkeit

1 Auf eine Matte setzen, Knie unterlagern. Die Hände neben den Hüften abstützen, Oberkörper aufgerichtet, Fußrücken im 90°-Winkel zum Unterschenkel.

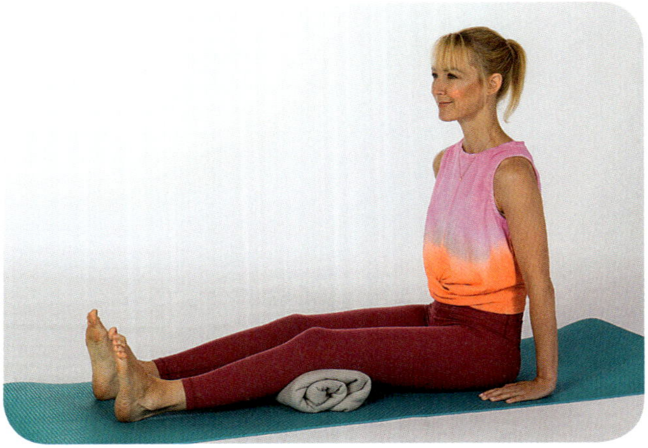

2 Die Zehen beider Füße, so hoch es geht, in Richtung Körper strecken. Wie weit lassen sich die Zehen strecken? Geht die Bewegung beidseitig gleich gut?

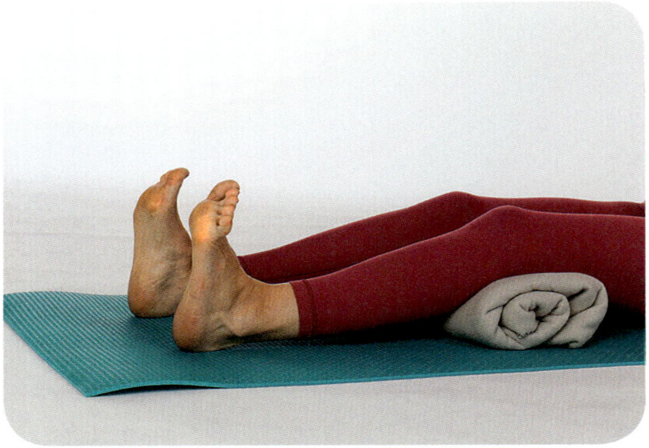

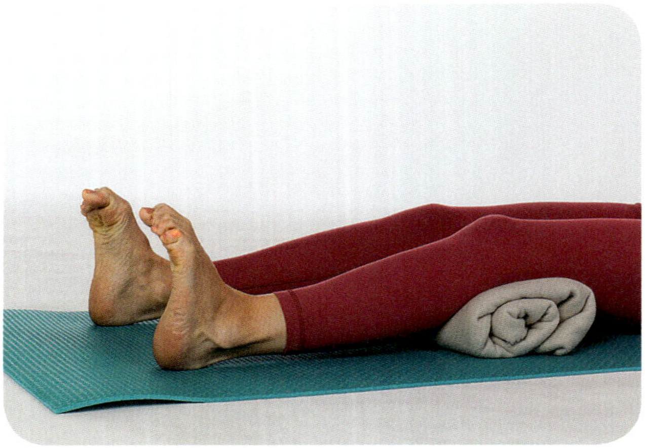

3 Rollen Sie die Zehen maximal ein. Vergleichen Sie beide Seiten. Sollten Sie Krämpfe im Fuß spüren, helfen folgende Übungen: Vorfußroller (Seite 48), Schleicher (Seite 58), Klavierspieler (Seite 60).

Variante: Führen Sie beide Bewegungsrichtungen kräftig und schnell hintereinander aus. 3-mal 30 Wiederholungen.

Tipp Um zu spüren, wie harmonisch die Bewegungen funktionieren, braucht es Körpergefühl und einen guten Blick auf die Füße. Nicht ablenken lassen!

Das bringt's Fördert die Beweglichkeit der Zehen, stärkt die kurzen Fußmuskeln und damit eine gesunde Abrollbewegung des Fußes.

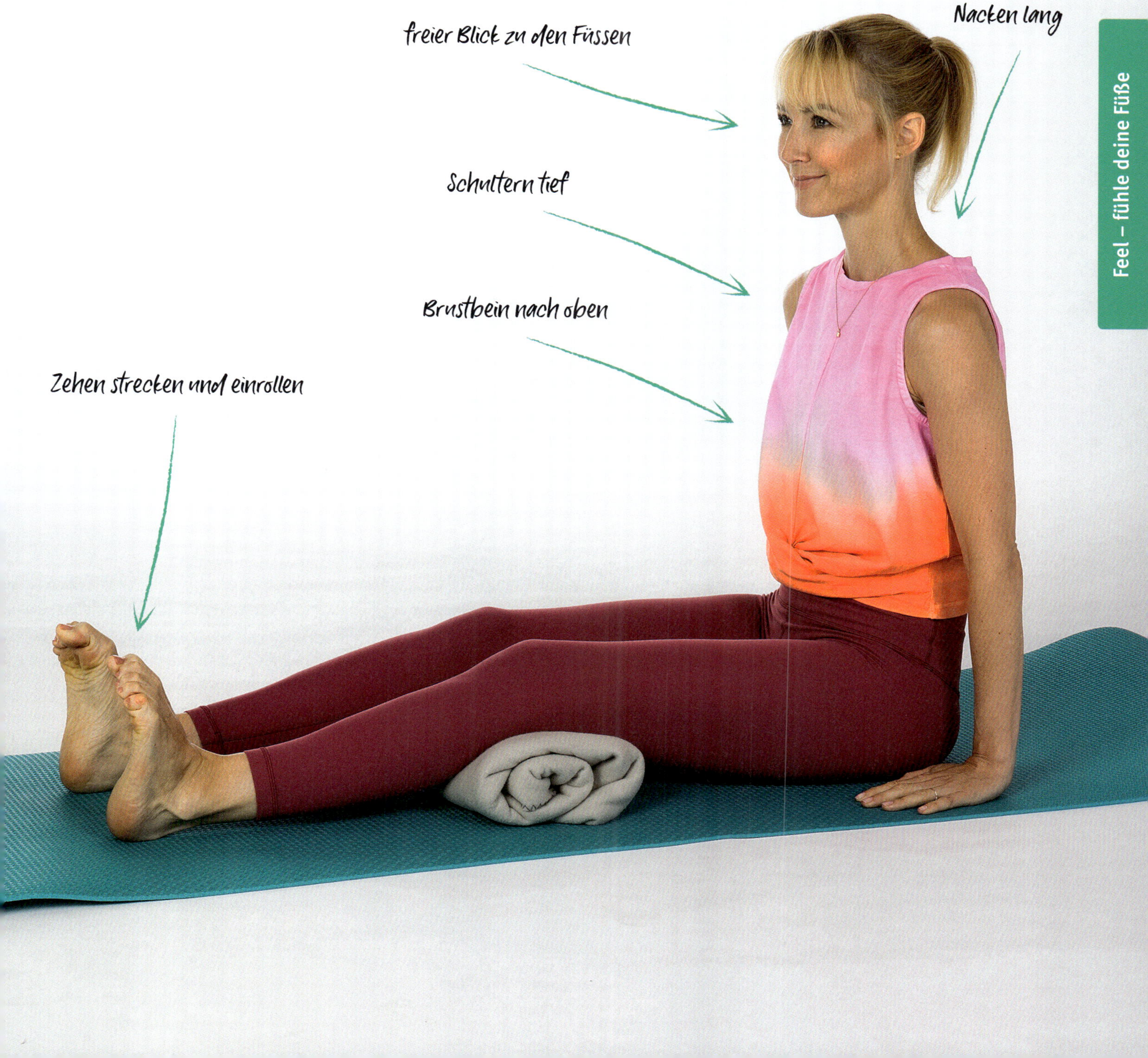
freier Blick zu den Füssen
Nacken lang
Schultern tief
Brustbein nach oben
Zehen strecken und einrollen

Zehenstand

1 Hüftweiter Stand. Der Oberkörper ist gestreckt. Die Arme liegen locker seitlich am Körper. Die Füße tragen das Gewicht gleichmäßig und Sie atmen entspannt.

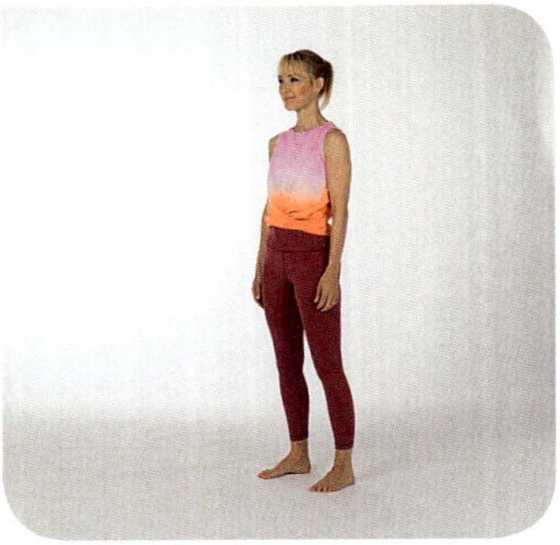

2 Kommen Sie in den Zehenstand. Ggf. an der Wand mit den Händen abstützen. Gehen beide Füße gleich weit in die Bewegung mit?

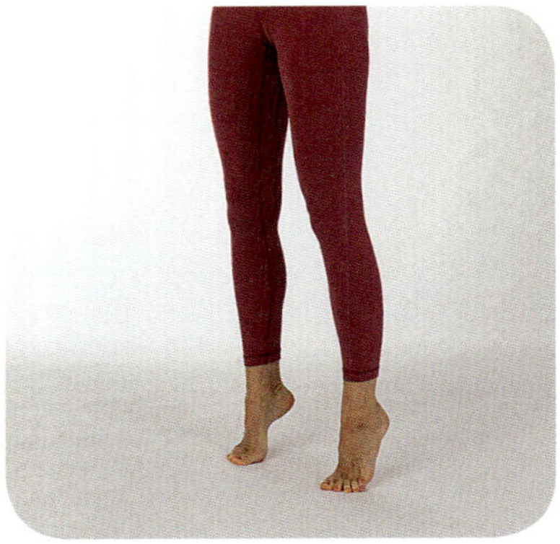

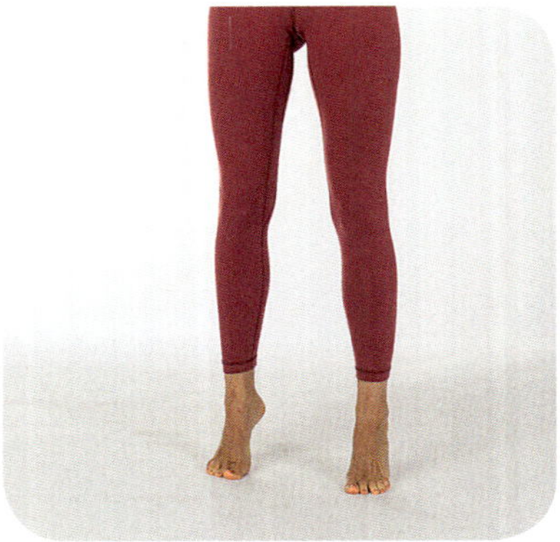

3 Beide Vorfüße sind gleichmäßig belastet. Die Beine bleiben gerade und weichen nicht in eine X- oder O-Stellung aus. Drei Durchgänge je 30-mal

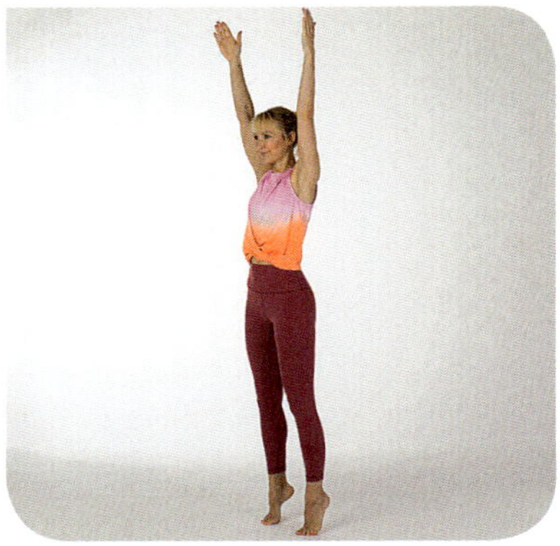

Variante: Nehmen Sie bei der Bewegung in den Zehenstand die Arme mit nach oben, dann beim Rausgehen aus dem Zehenstand die Arme mit nach unten.

Tipp Achten Sie auf eine sehr präzise, saubere Übungsausführung. Auf beiden Füßen den gesamten Vorfuß belasten.

Das bringt's Sie bekommen ein gutes Gefühl für die richtige Position im Zehenstand. Das verhilft zu kraftvollen Abdruckbewegungen des Fußes, kräftigt Ihre Waden und Ihre Zehen werden beweglicher.

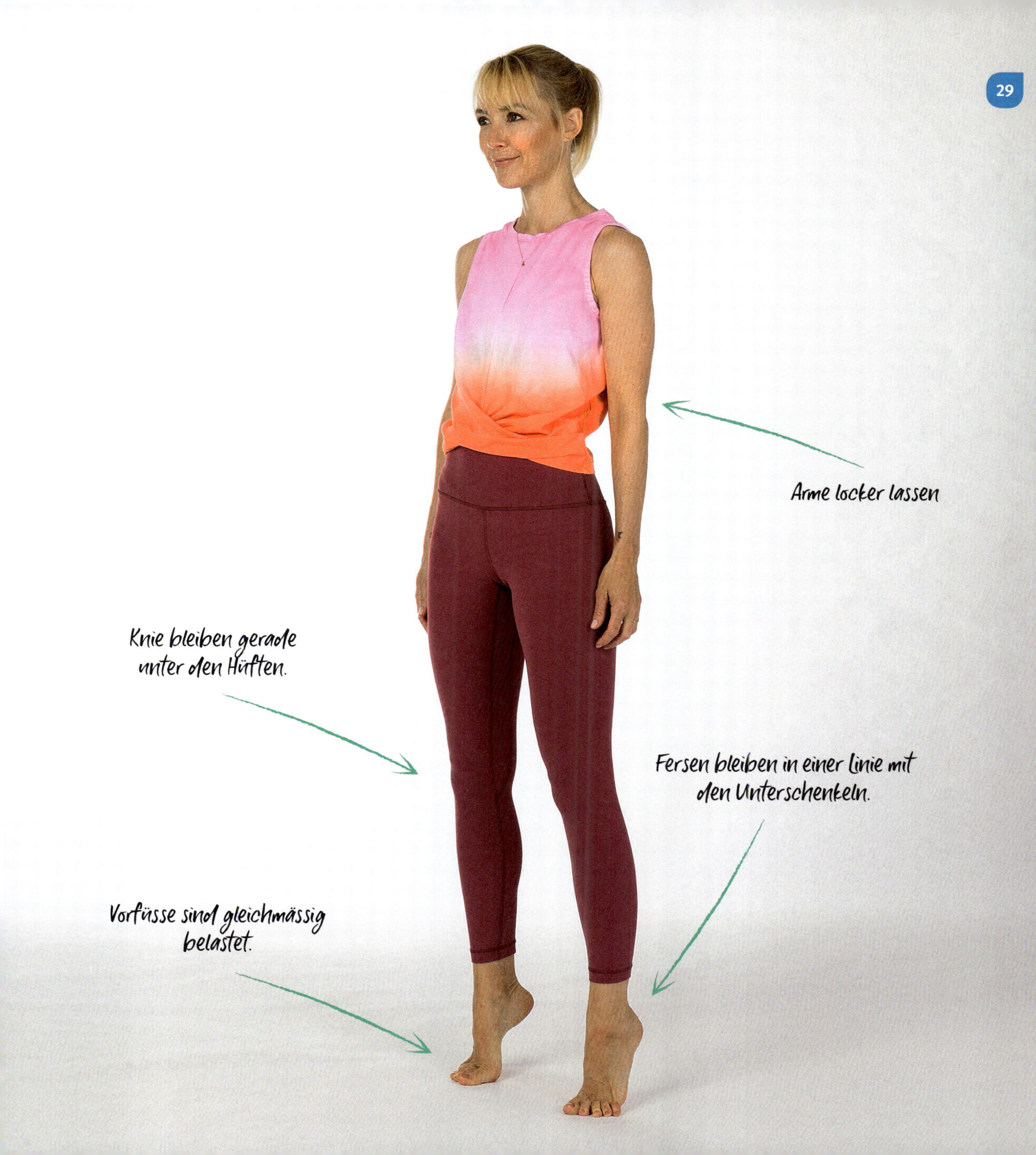
Arme locker lassen
Knie bleiben gerade unter den Hüften.
Fersen bleiben in einer Linie mit den Unterschenkeln.
Vorfüsse sind gleichmässig belastet.

Kleiner Hund

1 Sie stehen vor einen stabilen Stuhl und stützen sich mit den Unterarmen auf der Sitzfläche ab. Füße etwas hinter dem Becken in einem hüftweiten Stand.

2 Nun den Bauch absenken, bis Sie in den Beinrückseiten eine sanfte Dehnung spüren. Diese verstärken, indem Sie das Gewicht weiter Richtung Füße verlagern.

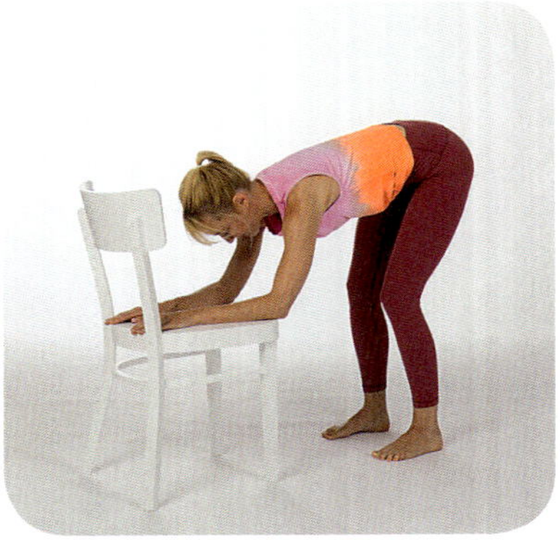

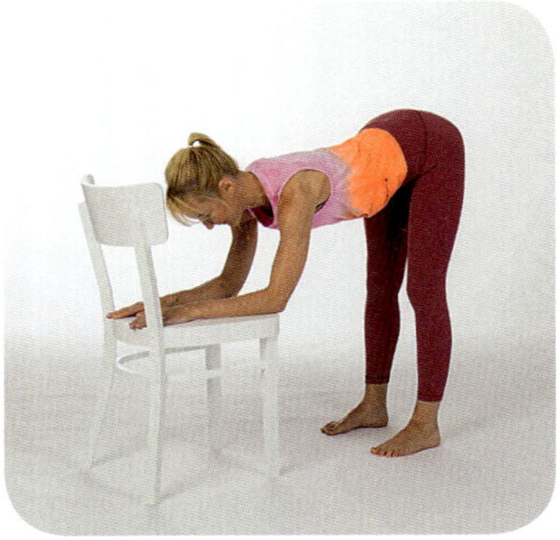

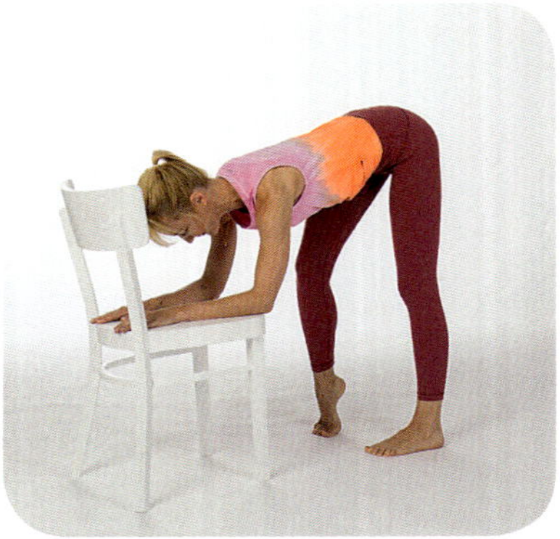

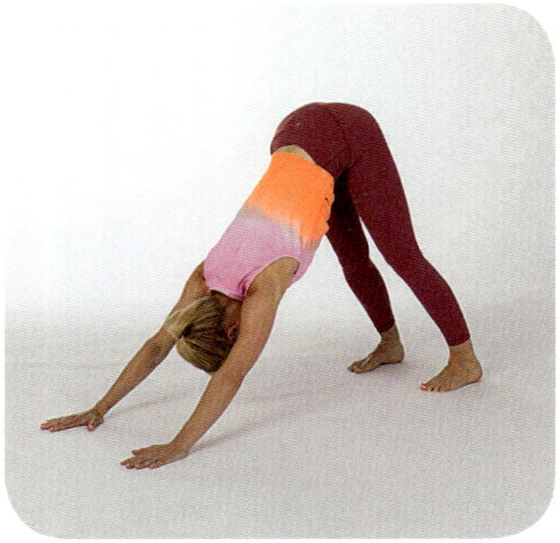

3 Langsam die Fersen vom Boden abheben, in neuen Positionen absetzen. Wo ist die Dehnung besonders deutlich? Dort verbleiben, 8- bis 12-mal tief atmen.

Variante: Sind Sie fit, lassen Sie den Stuhl weg und stützen sich mit den Händen auf dem Fußboden ab. So wird aus dem kleinen der herabschauende Hund.

Tipp Genießen Sie das angenehme Gefühl einer sanften Dehnung und lassen Sie sich Zeit nachzuspüren.

Das bringt's Sie finden heraus, in welcher Position der Füße ein besonders angenehmes Dehnungsgefühl entsteht. Die hintere Muskelkette der Beine wird gedehnt und entspannt.

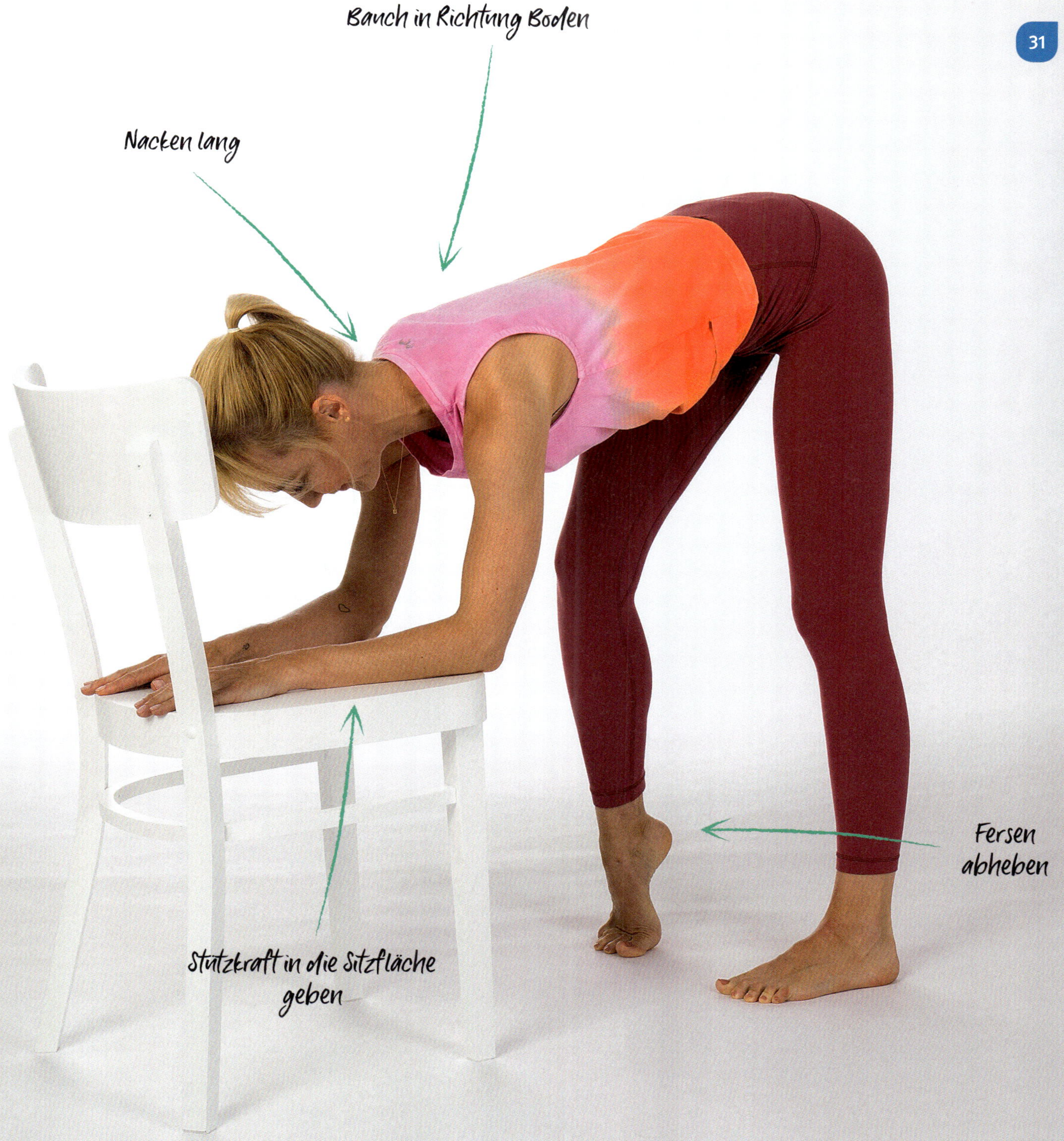
Bauch in Richtung Boden
Nacken lang
Fersen abheben
Stützkraft in die Sitzfläche geben

Fersenbeweglichkeit

1 Im Sitzen ein Bein über das andere schlagen. Der obere Fuß hängt locker herab. Oberkörper aufrichten. Am Boden sitzend, mit einer Hand abstützen.

2 Ferse des oberen Fußes mit der gegenüberliegenden Hand umgreifen und nach innen kippen (O-Stellung). Spüren Sie Spannungen?

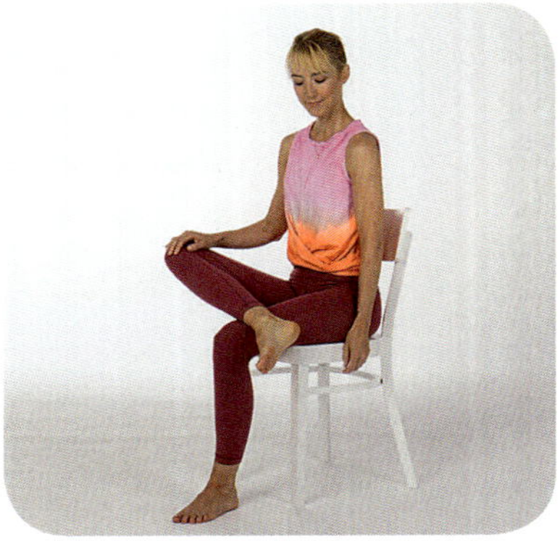

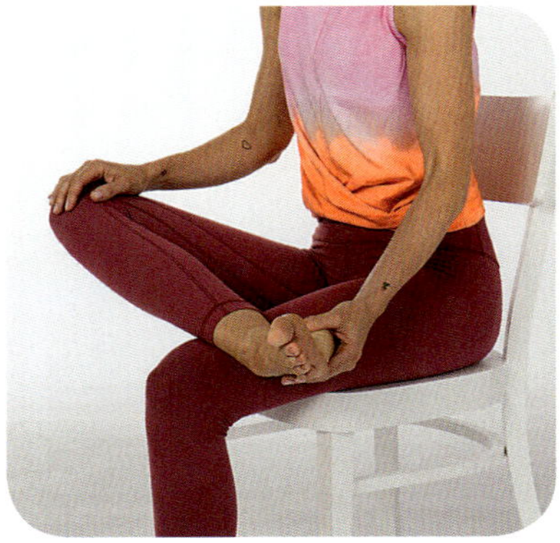

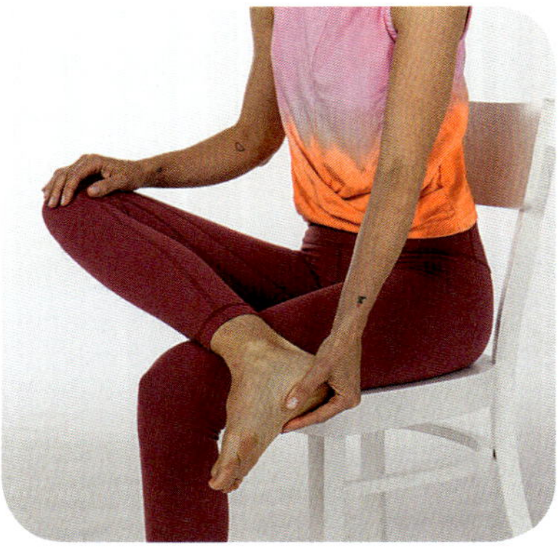

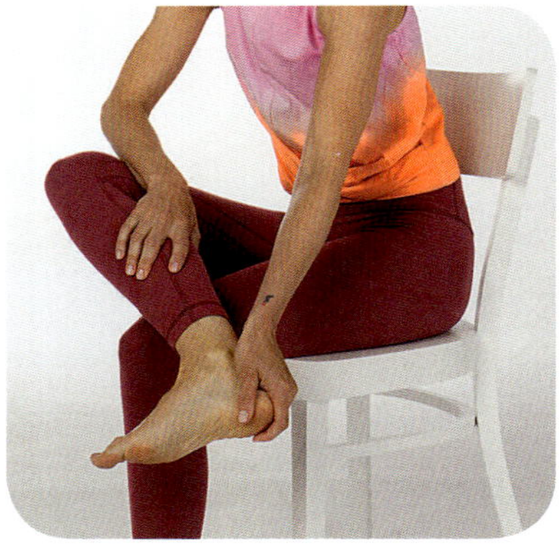

3 Nun die Ferse nach außen kippen (X-Stellung). Normalerweise geht diese Bewegung nicht ganz so weit wie die vorherige. Vergleichen Sie beide Füße.

Variante: Entlastung nach Wanderungen: die Ferse sanft in Verlängerung des Unterschenkels herausziehen. 8- bis 10-mal im ruhigen Atemrhythmus.

Tipp Haben Sie eine Einschränkung bemerkt? Führen Sie die Ferse in die eingeschränkte Richtung und bleiben Sie dort für 8 bis 12 tiefe Atemzüge. Täglich üben, bis die Bewegung frei ist.

Das bringt's Verbessert Trittsicherheit auf unebenem Grund und bereitet die Füße auf Start-Stopp-Sportarten vor. Bei Achillessehnenbeschwerden und Fersensporn hilft die Beweglichkeit des Fersenbeins.

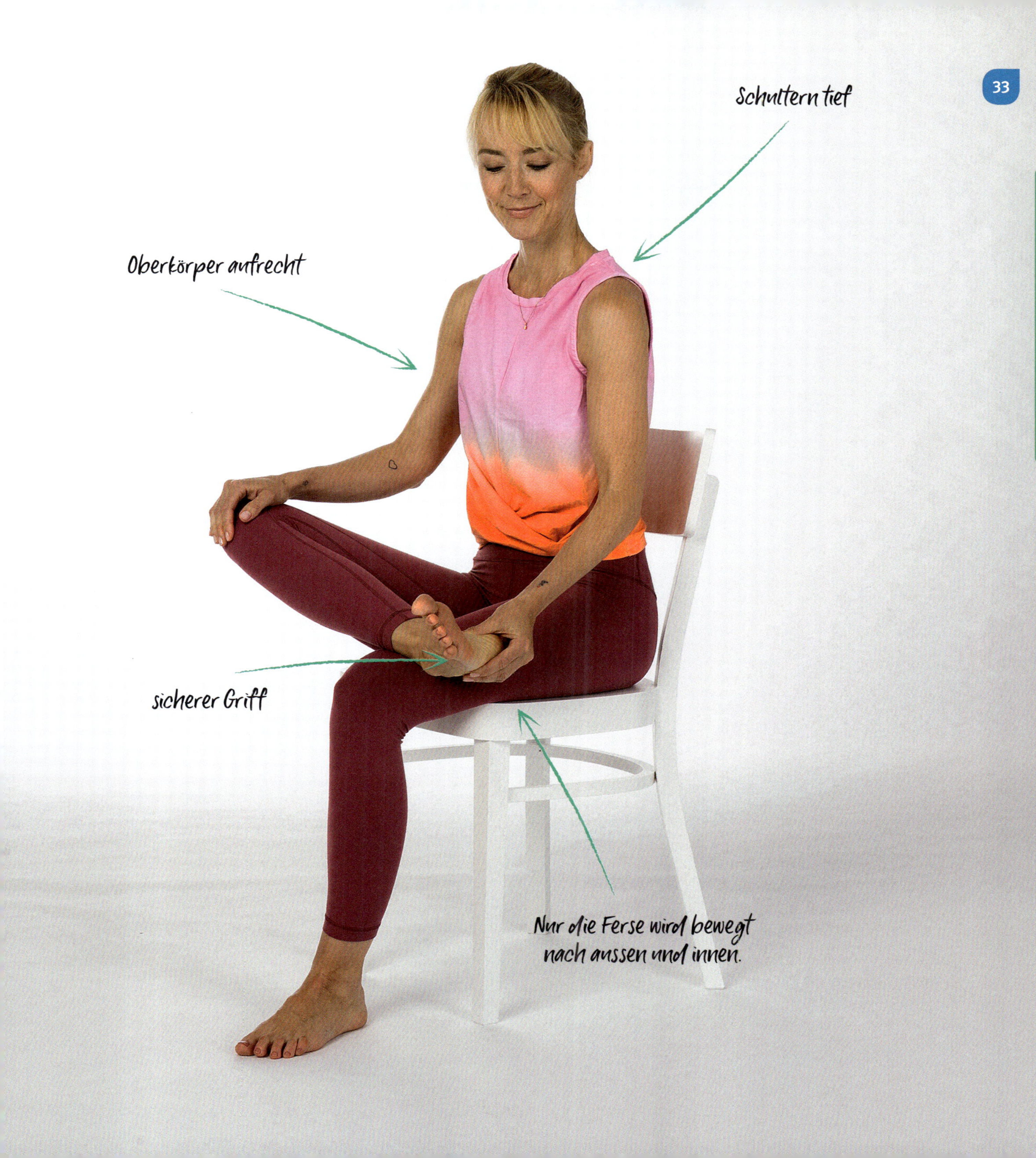
Schultern tief
Oberkörper aufrecht
sicherer Griff
Nur die Ferse wird bewegt nach aussen und innen.

Knie zur Wand

1 In Schrittstellung vor einer Wand stehen. Die Großzehe des vorderen Fußes hat einen Abstand von 10 cm zur Wand. Mit den Händen sanft abstützen.

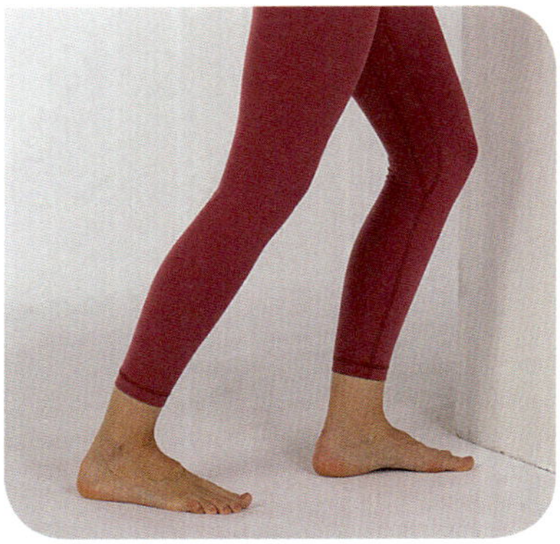

2 Führen Sie das vorn stehende Knie zur Wand. Achten Sie darauf, dass die Ferse dieses Beines weiterhin Kontakt zum Boden behält.

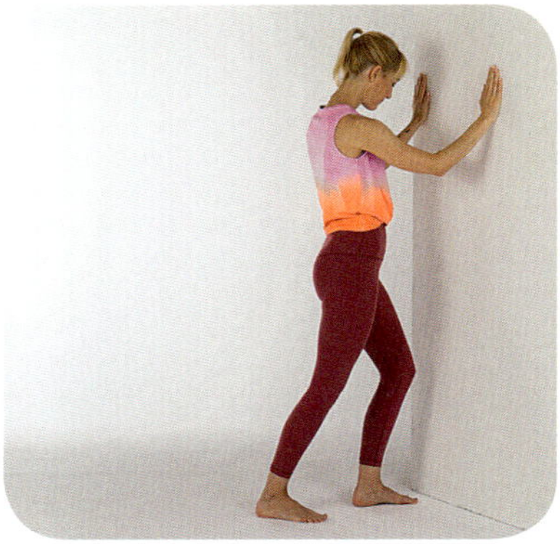

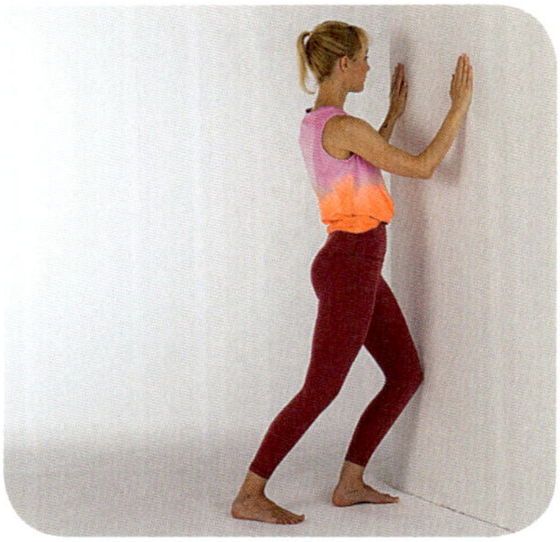

3 Sie schaffen es ganz locker, mit dem Knie die Wand zu berühren? Dann sind Sie richtig beweglich! Vergleichen Sie beide Seiten.

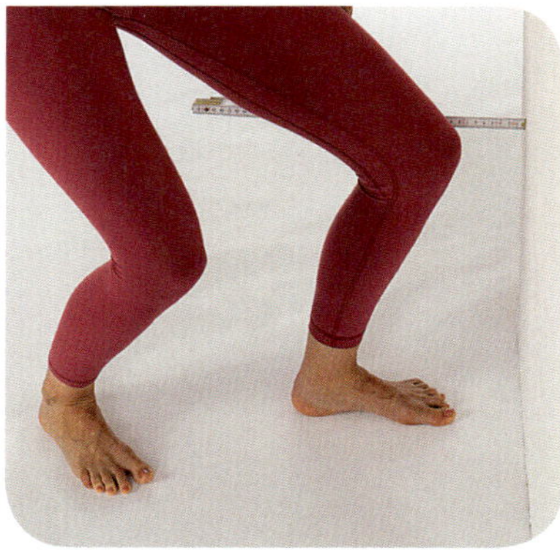

4 Sie erreichen die Wand nicht? Dann sind die langen Fußmuskeln verspannt. Messen Sie den Abstand, und notieren Sie ihn zum späteren Vergleich.

Tipp Qualität statt Quantität! Zwingen Sie sich nicht in die volle Bewegung. Spüren Sie lieber, ab wann sich erste Spannungen aufbauen, und stoppen Sie dann.

Das bringt's Sie werden ein tolles Gespür für die Beweglichkeit Ihrer Füße entwickeln. Seine Grenzen zu kennen und zu respektieren schützt vor Verletzungen.

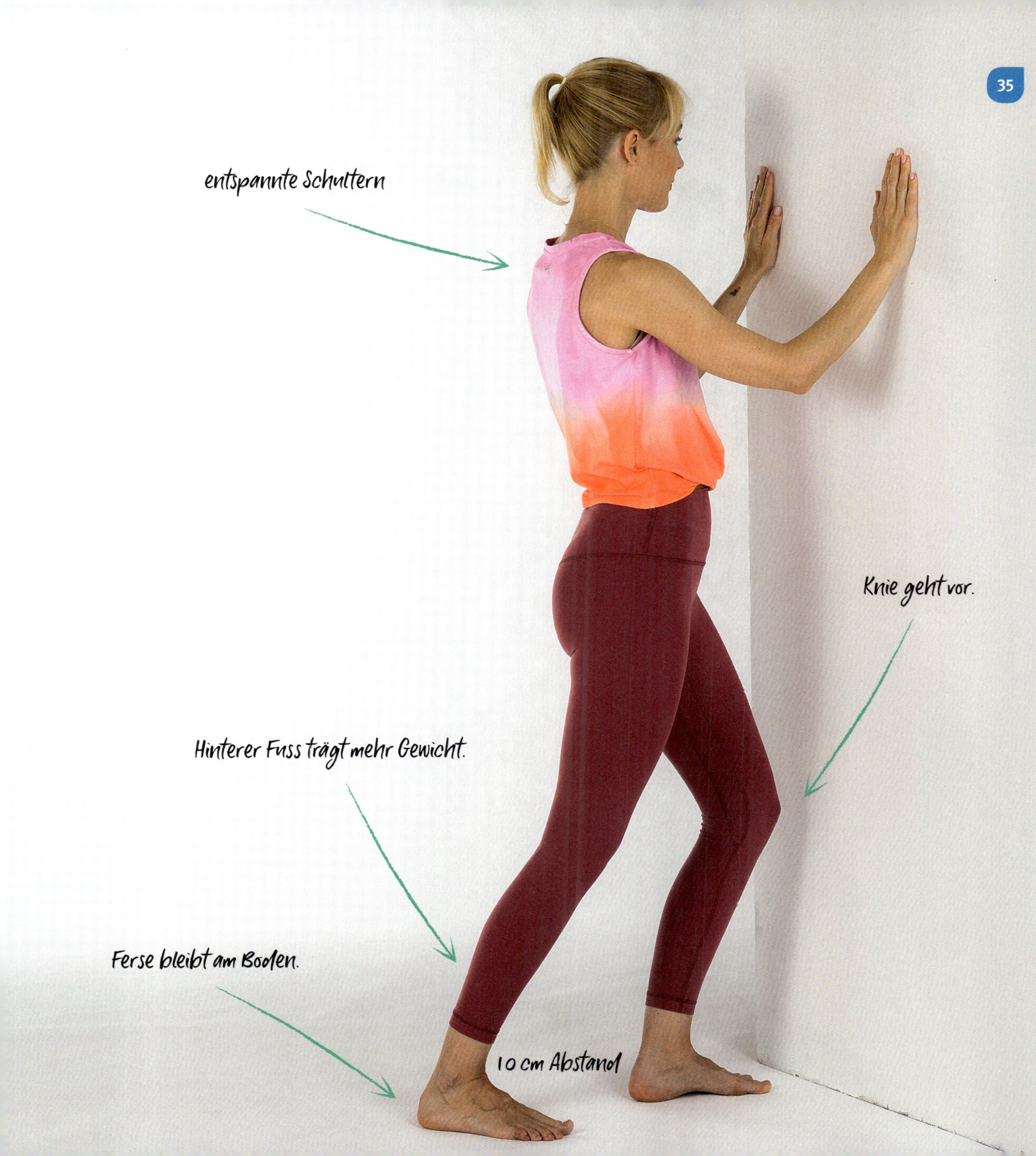
entspannte Schultern
Knie geht vor.
Hinterer Fuss trägt mehr Gewicht.
Ferse bleibt am Boden.
10 cm Abstand

Grosszehenbeweglichkeit

1 Im Sitz ein Bein über das andere legen. Greifen Sie die Großzehe mit der gleichseitigen Hand und führen Sie sie in die Streckung.

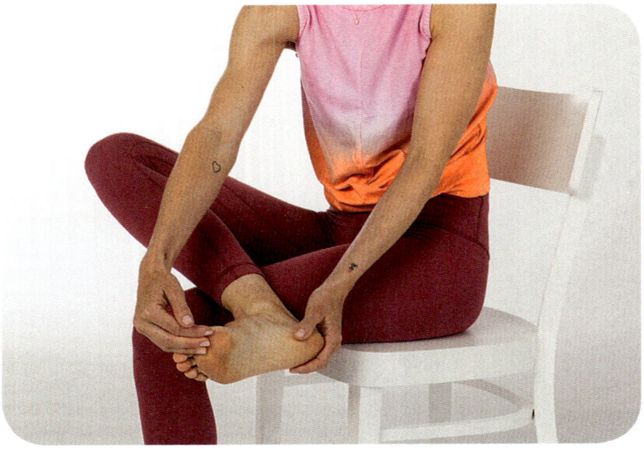

2 Den Fuß in die Streckung bewegen (Dorsalextension). Wie weit geht die Bewegung? Spüren Sie ein Ziehen in der Fußsohle oder neben der Achillessehne?

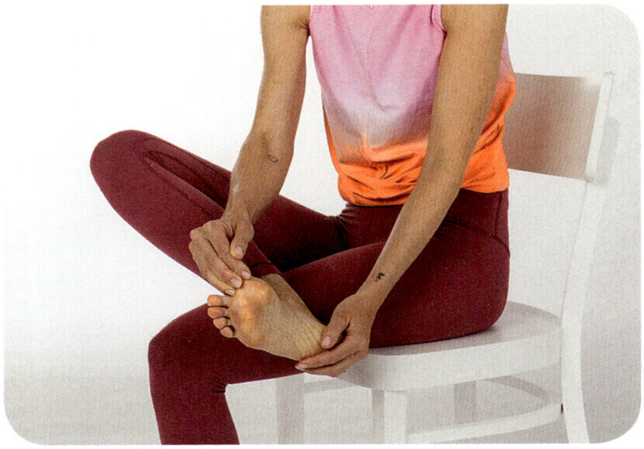

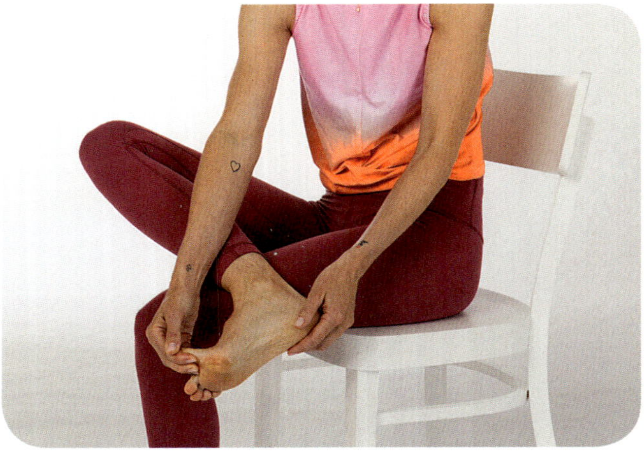

3 Kippen Sie den Fuß mit der gestreckten Großzehe mal nach außen und mal nach innen. Löst eine Position ein besonders deutliches Dehnungsgefühl aus?

Variante: Verharren Sie in der Position der wohligsten Dehnung 8 bis 12 Atemzüge – ideal für den langen Großzehenbeuger (M. flexor hallucis longus).

Tipp Führen Sie die Streckung ganz sanft aus. Entwickeln Sie ein gutes Gespür für die Bewegungsgrenze Ihres Großzehs.

Das bringt's Sie erfahren, wie viel Bewegung der lange Großzehenbeuger zulässt. Die Großzehe ermöglicht eine fließende Abrollbewegung des Fußes und unterstützt das Längsgewölbe.

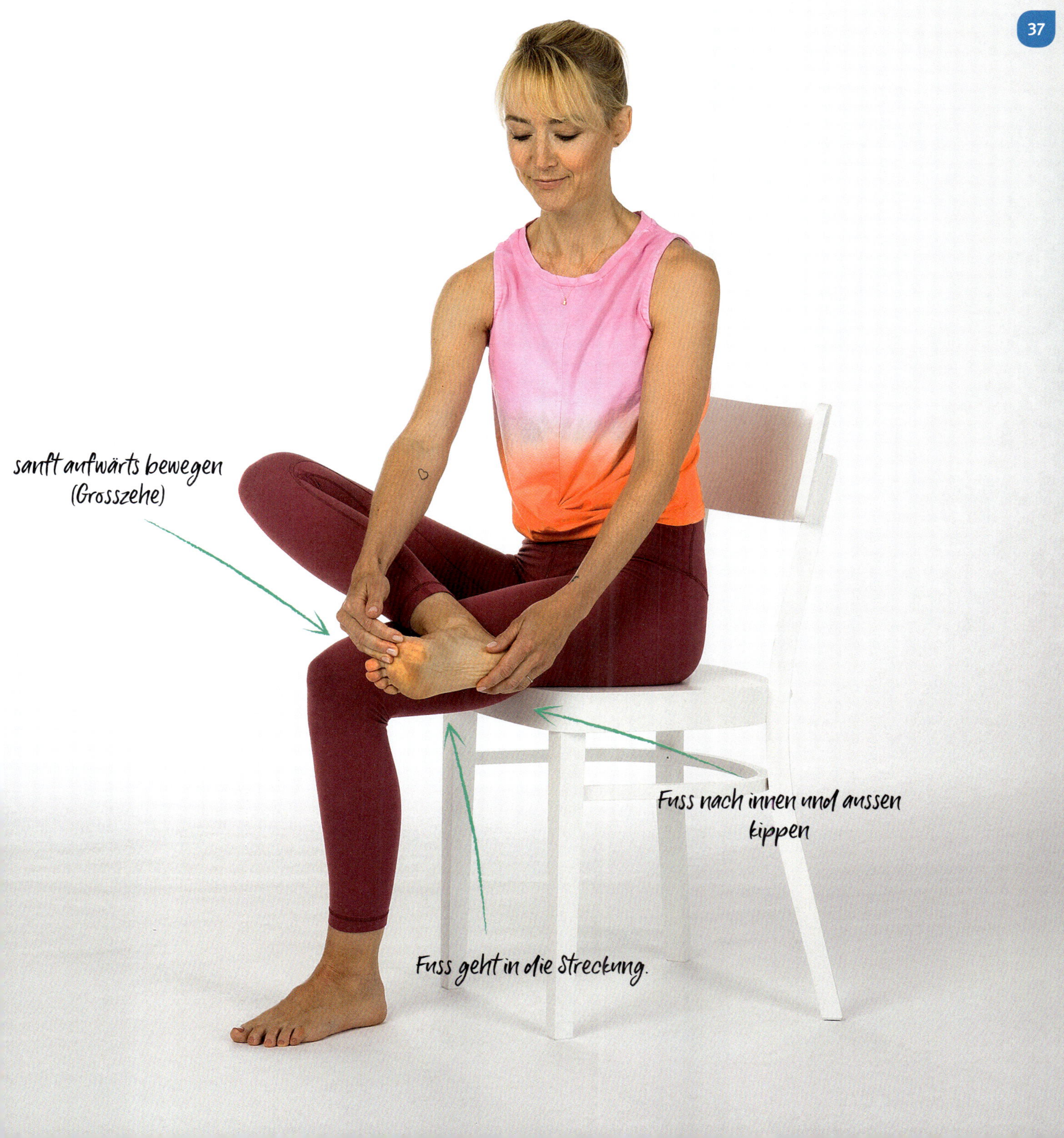
sanft aufwärts bewegen (Grosszehe)
Fuss nach innen und aussen kippen
Fuss geht in die Streckung.

Einbeinstand

1 Im Stand, Gewicht auf dem rechten Bein. Der tragende Fuß hält seine natürliche Form (Längsgewölbe!) und den gleichmäßigen Kontakt zum Boden.

2 Heben Sie den linken Fuß, lassen Sie ihn dicht über dem Boden. Sind Sie unsicher, halten Sie die Hände dicht über die Rücklehne eines stabilen Stuhles.

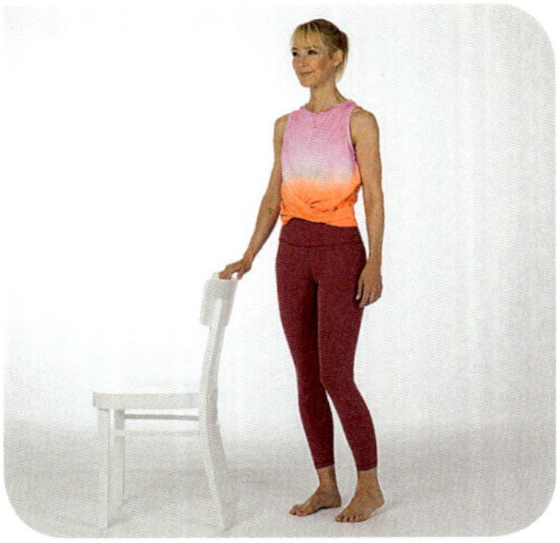

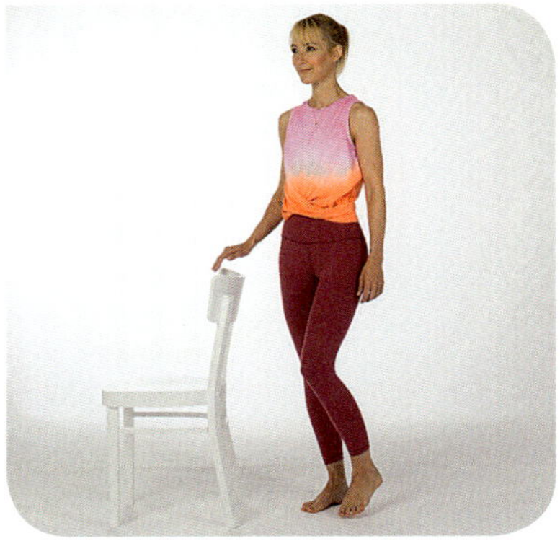

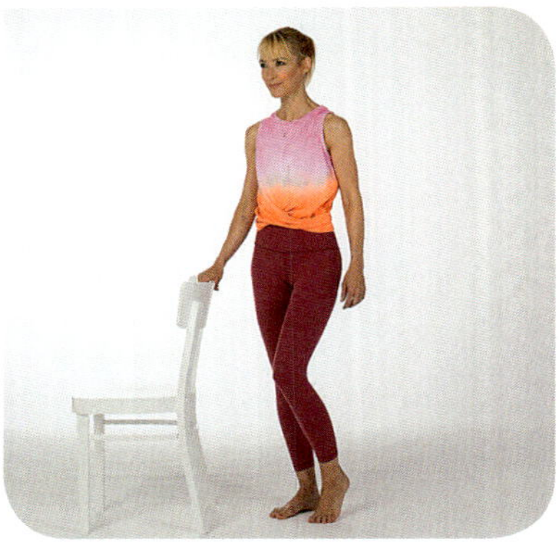

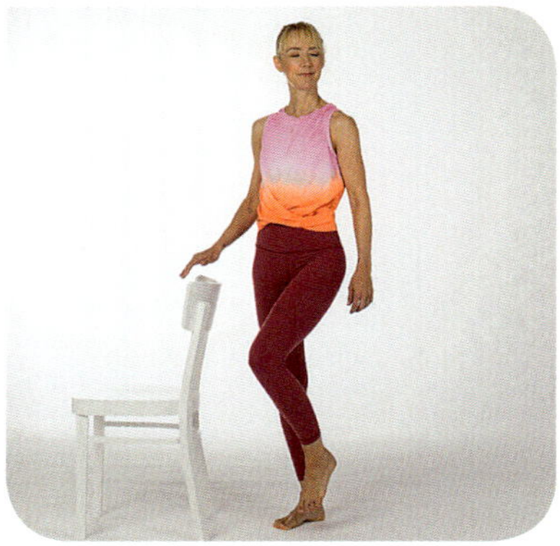

3 Müssen Sie sich festhalten, berührt Ihr linker Fuß den Boden oder kann der Standfuß den Idealkontakt nicht mehr halten, ist die Übung beendet.

Variante: Erhöhen Sie den Schwierigkeitsgrad, indem Sie den Blick in unterschiedliche Richtungen schweifen lassen oder die Augen schließen.

Tipp: Messen Sie mit einer Stoppuhr, wie lange Sie sicher stehen können. Vergleichen Sie die Werte der nächsten Wochen.

Das bringt's Sie verbessern die Tiefensensibilität (Propriozeption) Ihrer Füße, trainieren Ihr Gleichgewicht und stärken Ihre Fußmuskeln. Fuß, was willst du mewhr?

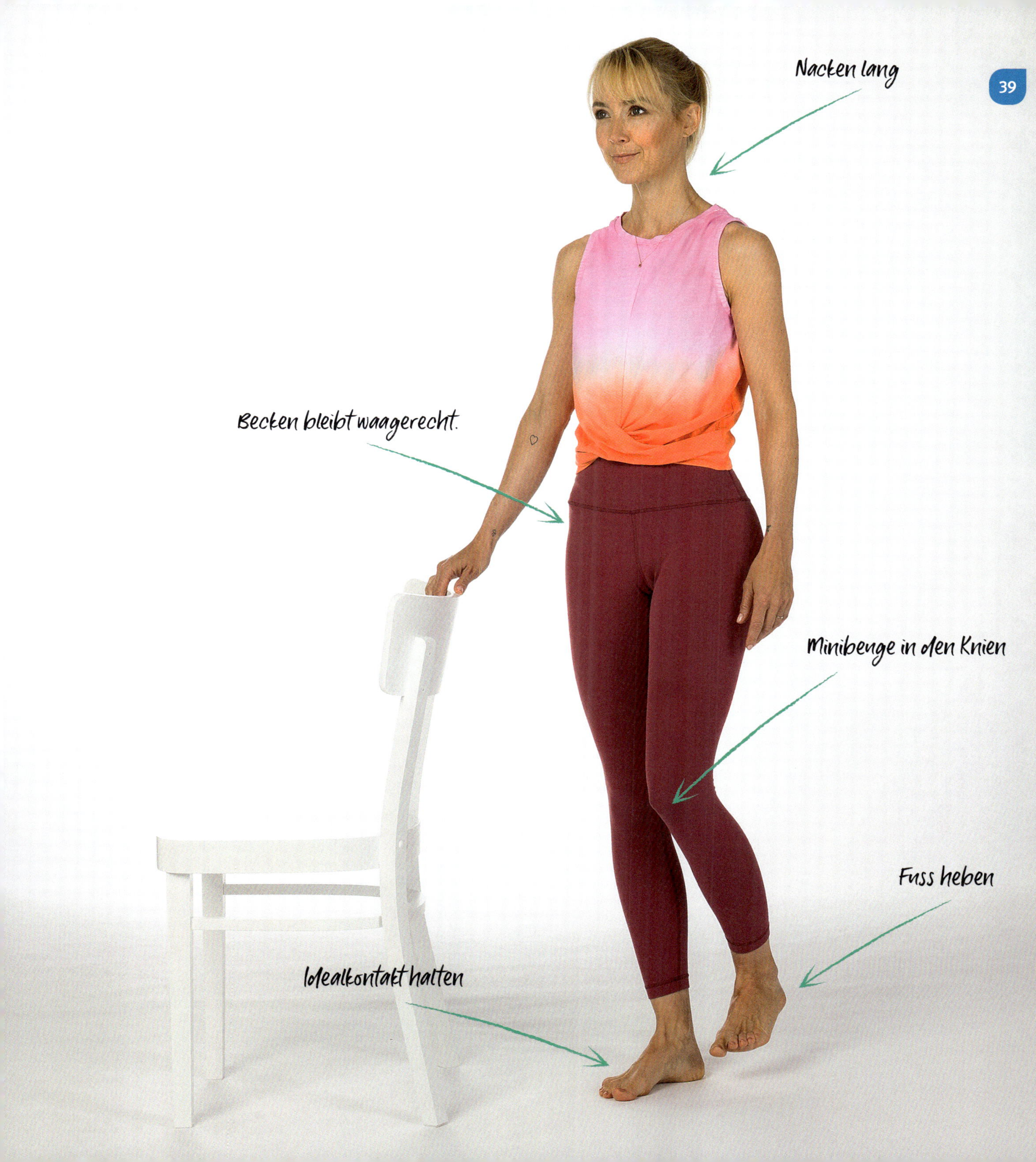
Nacken lang
Becken bleibt waagerecht.
Minibeuge in den Knien
Fuss heben
Idealkontakt halten

Füsse begreifen

1 Markieren Sie auf jeweils einem Blatt Papier den Umriss Ihres rechten und linken Fußes.

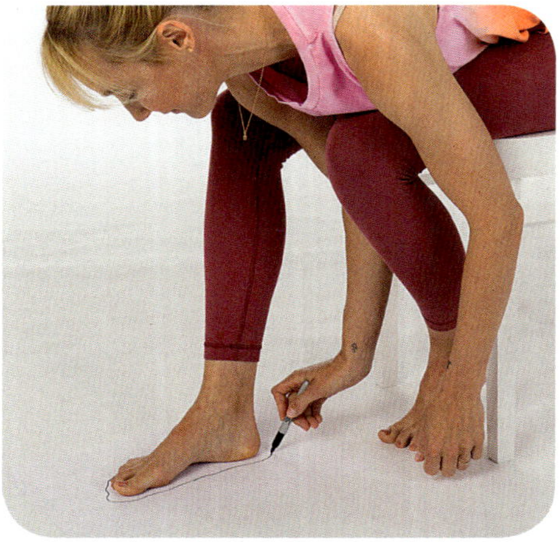

2 Ein Bein überschlagen. Den Fuß mit beiden Händen umgreifen, die Daumen berühren die Fußsohle, die Fingerkuppen den Fußrücken.

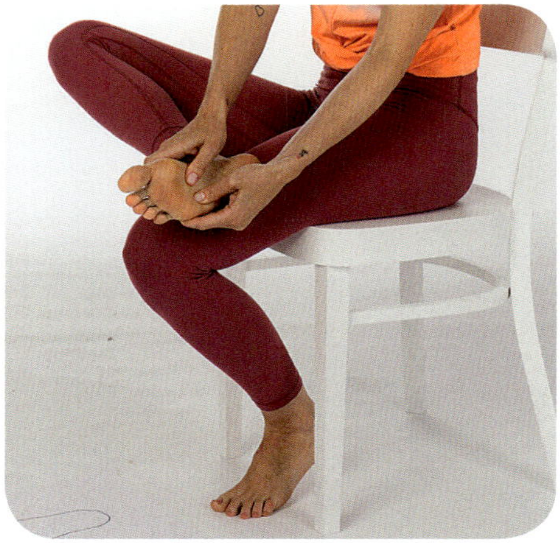

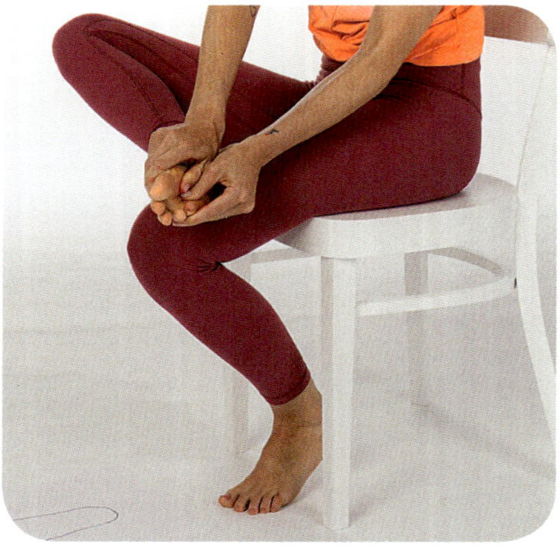

3 Drücken Sie mit den Daumen in die Fußsohle und versuchen Sie, möglichst viele Punkte zu berühren. Spannungspunkte reagieren empfindlicher auf den Druck als ihre Umgebung. Den Fuß sanft mit den Händen verformen. Wo fühlt es sich vergleichsweise fester an?

Tipp Zeichnen Sie in den Blättern die sensiblen Punkte ein. Markieren Sie feste Bereiche mit einem X, Spannungspunkte (Myogelosen) mit einem O. Vergleichen Sie sechs Wochen später.

Das bringt's Ihr Tastsinn verbessert sich und Sie bekommen ein sehr gutes Gefühl dafür, wie sich Spannungen in Ihren Füßen äußern.

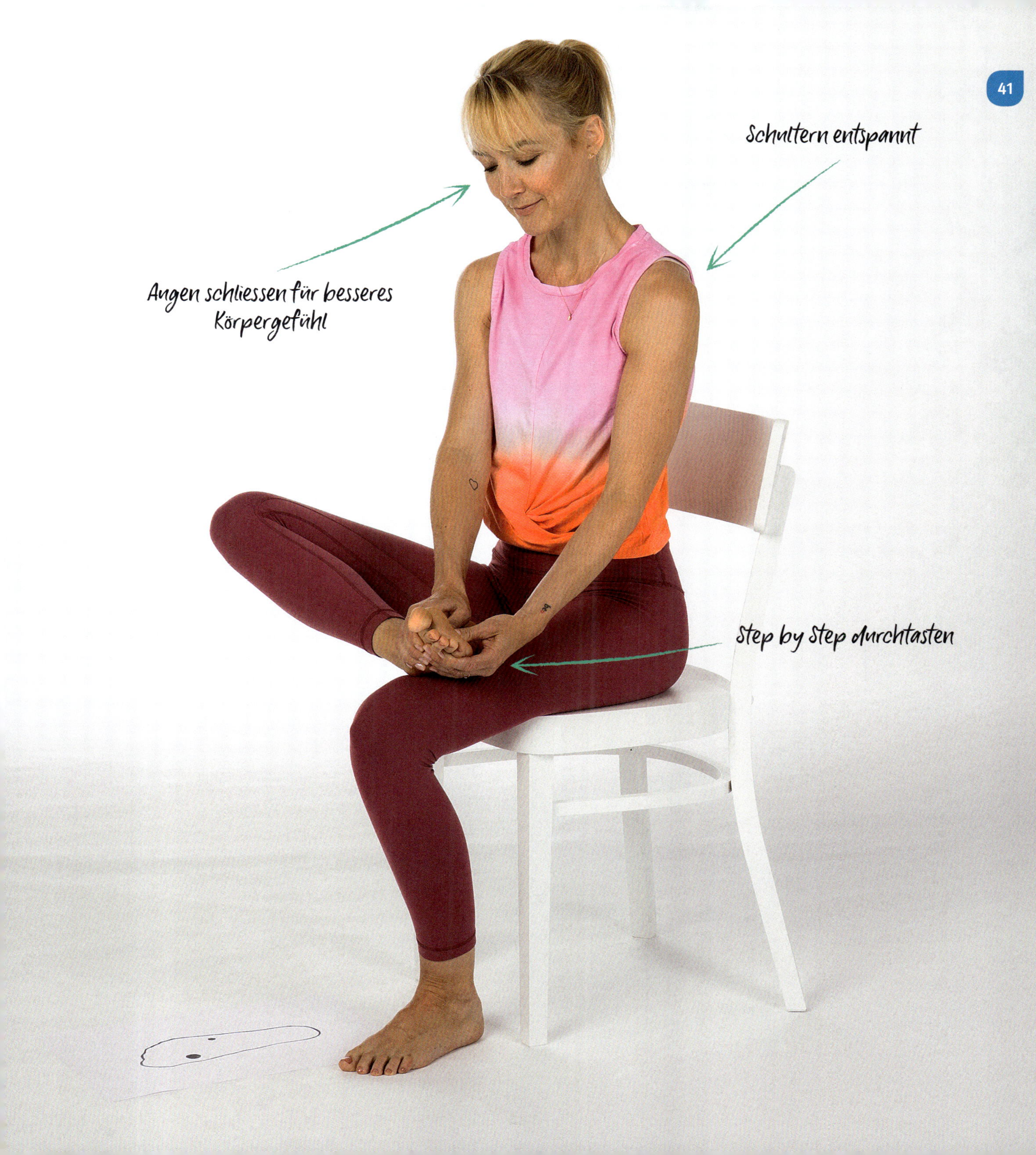
Schultern entspannt
Augen schliessen für besseres Körpergefühl
Step by Step durchtasten

Der steinige Pfad

1 Sammeln Sie kleine runde Steine, alternativ Kastanien oder Eicheln. Legen Sie sie in einen Jutebeutel und verteilen Sie sie gleichmäßig.

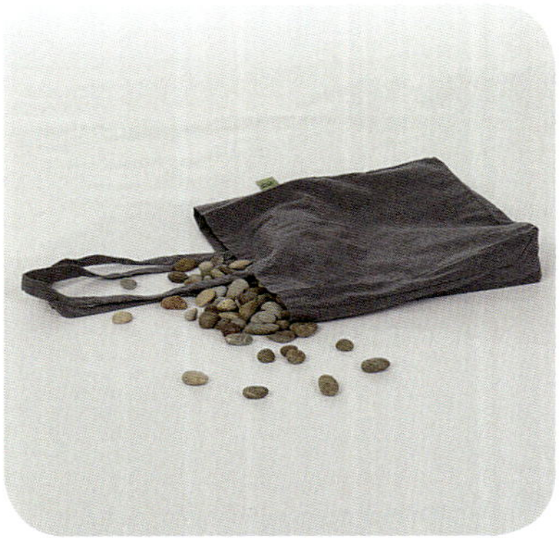

2 Setzen Sie einen Fuß darauf und üben Sie zunehmenden Druck mit dem Fuß aus. Atmen Sie 8- bis 12-mal tief und gleichmäßig ein und aus.

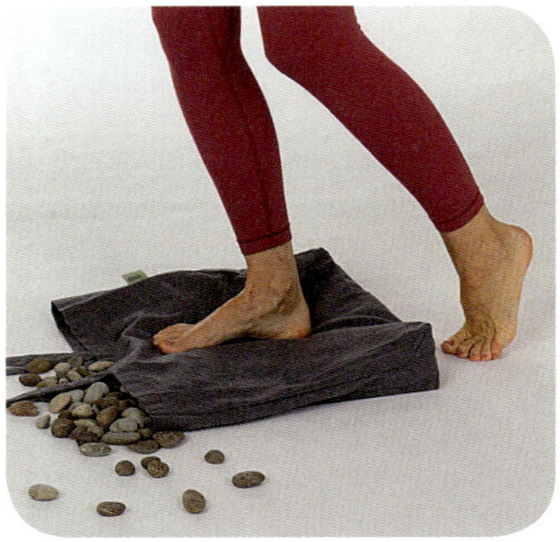

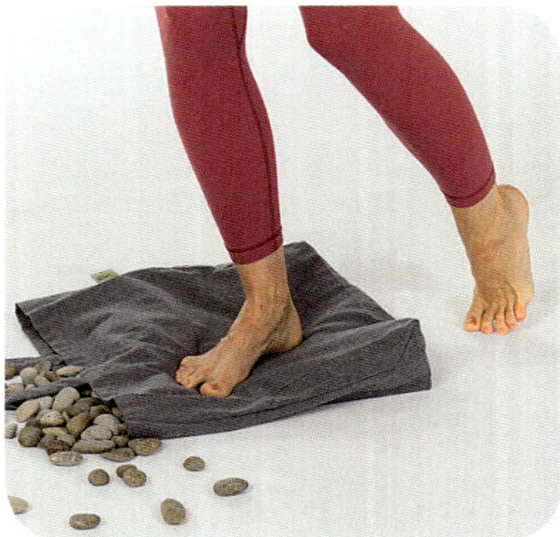

3 Dasselbe mit einer anderen Stelle des Fußes. Insgesamt 3-mal. Einige Schritte umhergehen, nun gönnen Sie diese Behandlung dem anderen Fuß.

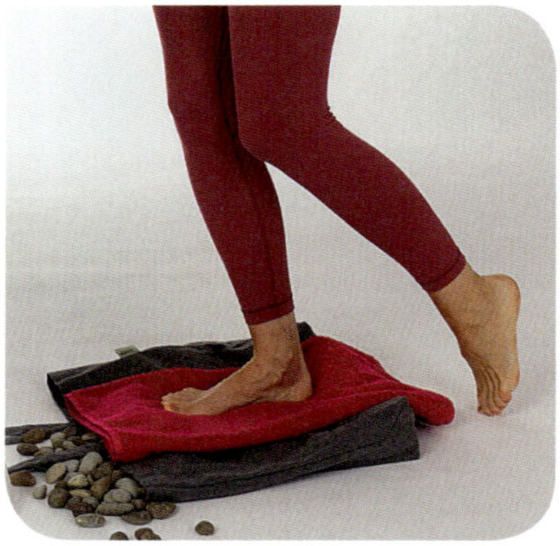

Variante: Mit beiden Füßen auf die Steinchen stellen. Wenn nötig, an einem Stuhl abstützen. Ist dies anfangs zu intensiv, ein gefaltetes Badetuch über den Beutel legen.

Tipp Sie haben ständig kalte Füße? Ein Gegenmittel: Erwärmen Sie Steinchen oder Kastanien im Ofen bei 60°C für 20 Minuten, auf den Boden legen und Füße daraufstellen.

Das bringt's Ein supergutes Fußgefühl! Besser durchblutete Füße und entspannte Fußsohlen.

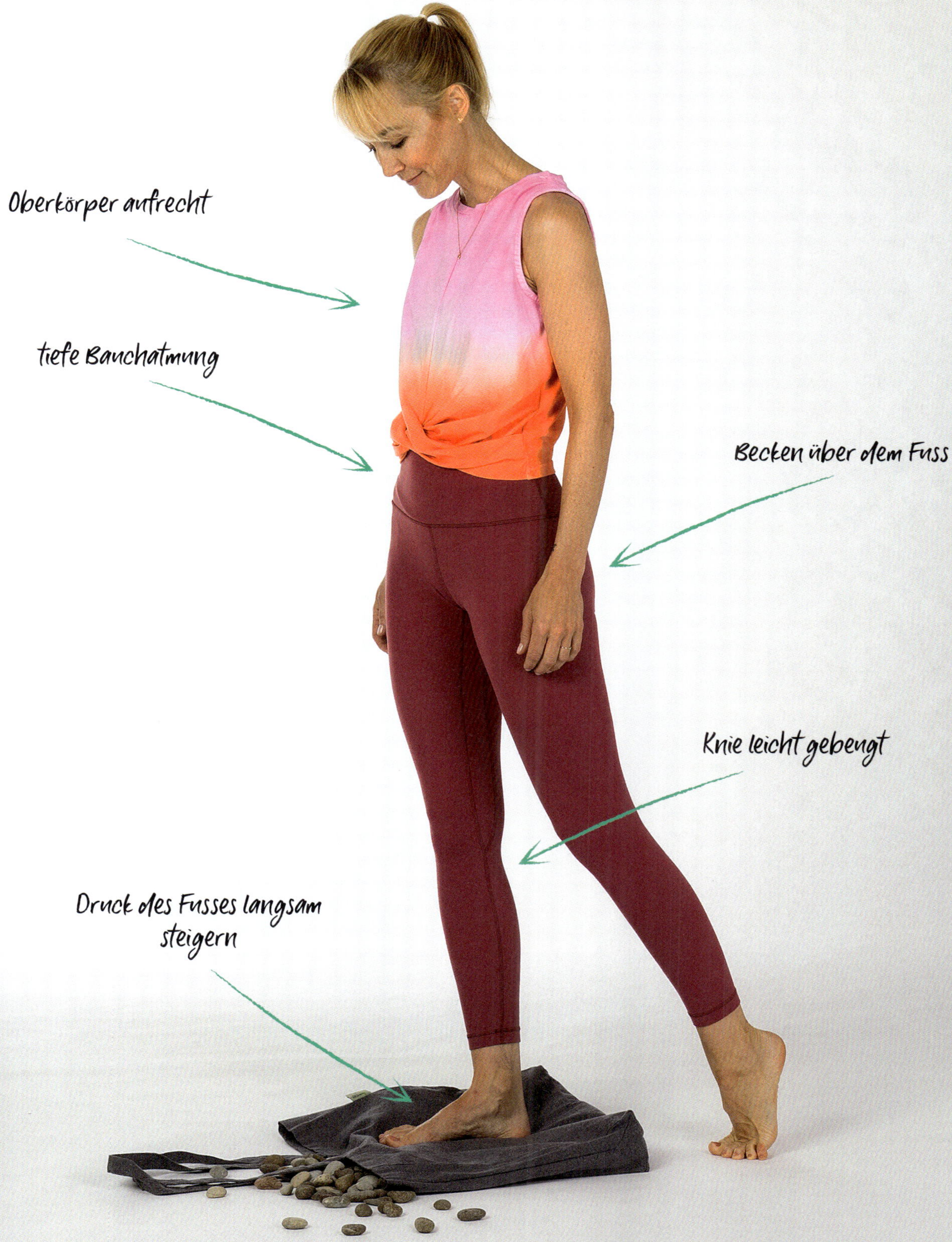
Oberkörper aufrecht
tiefe Bauchatmung
Becken über dem Fuss
Knie leicht gebeugt
Druck des Fusses langsam steigern

Fussschmeichler

1 Im Sitz die Beine so überschlagen, dass der rechte Fuß bequem auf dem linken Oberschenkel abgelegt werden kann. Alternativ auf dem Boden Platz nehmen.

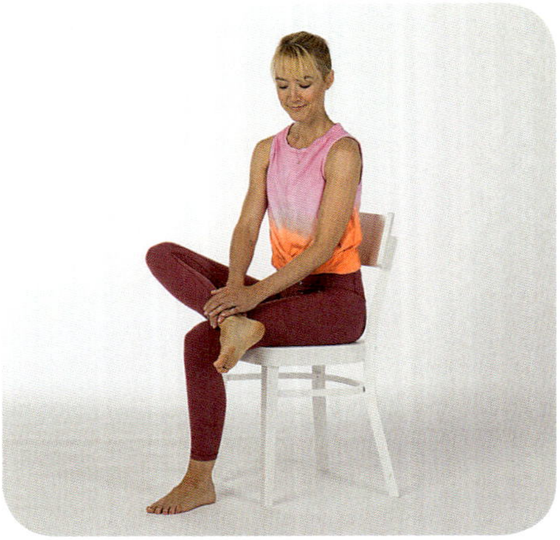

2 Nehmen Sie den rechten Fuß in beide Hände. Massieren Sie Fußrücken, Fußsohle mit allen Fingern. Kreisende und streichende Bewegungen durchführen.

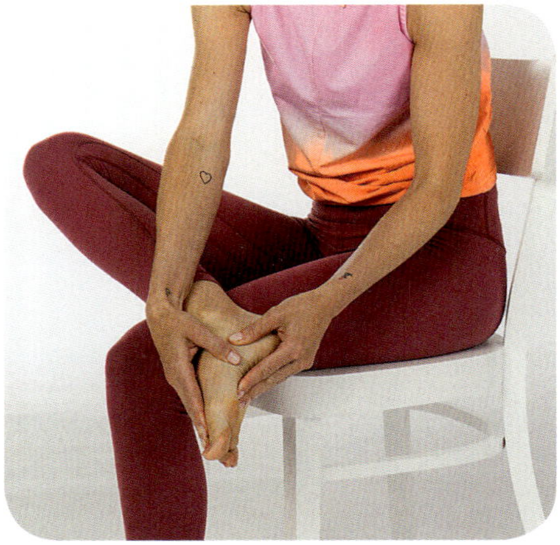

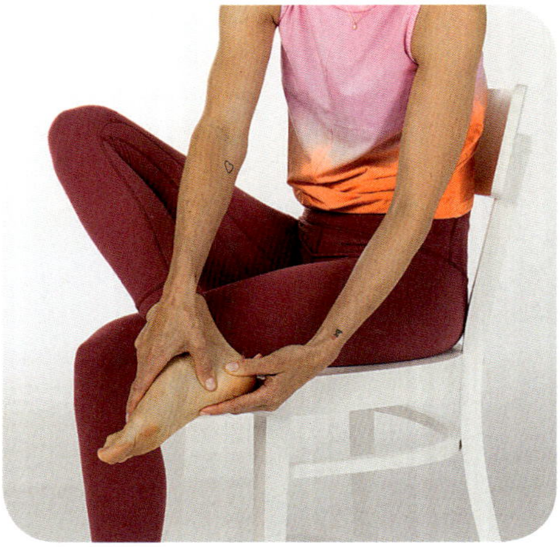

3 Vergessen Sie nicht die Ferseninnen- und -außenseite und die Zehen. Anschließend wechseln Sie die Position und verwöhnen auf dieselbe Art Ihren linken Fuß. Jede Seite mindestens eine Minute massieren.

Tipp Wechselnde Bewegungen, variieren Sie den Druck von sanft bis kräftig. Schmerzhafte Punkte etwas länger massieren, um das Gewebe zu lockern. Mit aufgewärmten Händen ist es noch angenehmer.

Das bringt's Steigert die Durchblutung des Gewebes. Lockert verspannte Strukturen. Vor allem nach einem anstrengenden Tag auf den Füßen ist diese Massage eine reine Wohltat.

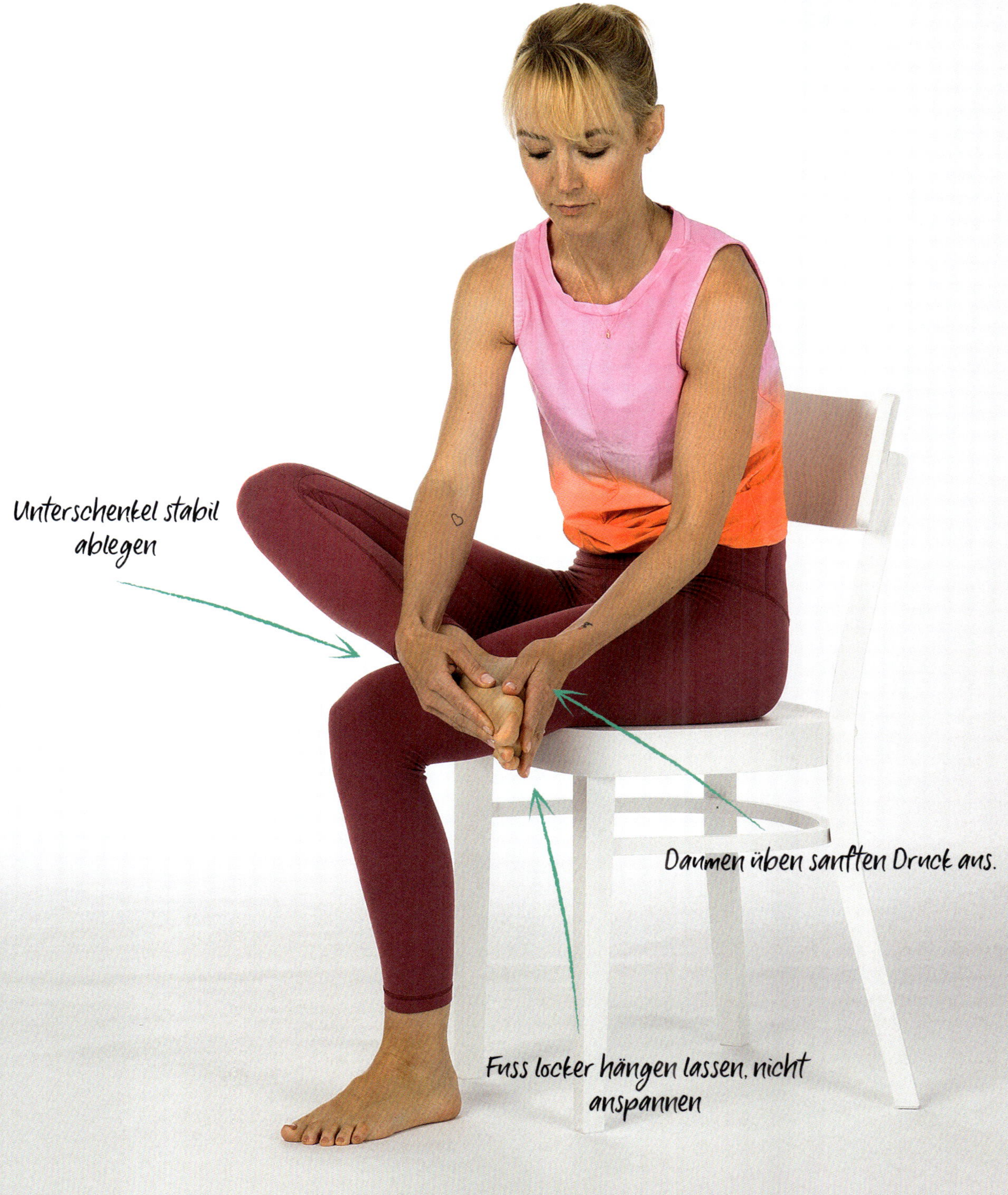
Unterschenkel stabil ablegen
Daumen üben sanften Druck aus.
Fuss locker hängen lassen, nicht anspannen

Sanfte Sohle

1 Sie stehen hinter einem Stuhl und legen eine kleine Faszienrolle unter den Fuß. Hände entspannt auf der Rückenlehne. Gewicht auf den anderen Fuß verlagern.

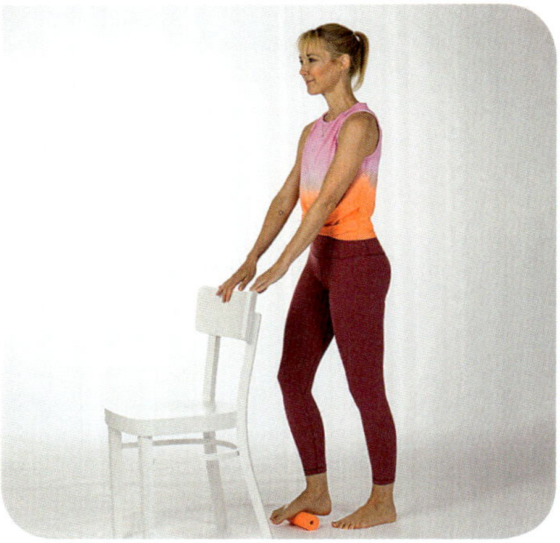

2 Die Faszienrolle sanft und langsam unter der Fußsohle hin- und herrollen. Nehmen Sie sich Zeit, den Druck zu spüren. Circa 15- bis 20-mal vor und zurück.

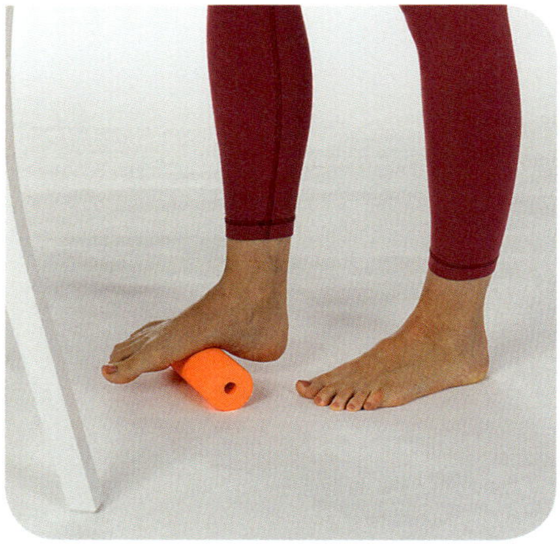

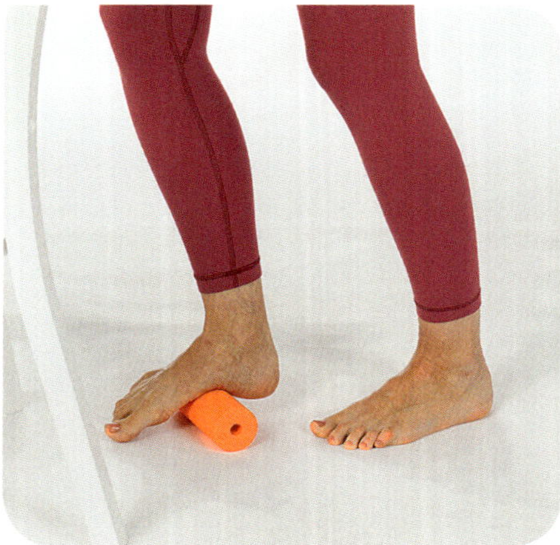

3 Nun die Bewegung deutlich langsamer und mit stärkerem Druck ausführen. Tief und gleichmäßig atmen. Eine Vor- oder Rückbewegung dauert 3 bis 5 Atemzüge. Ist ein Punkt stark verspannt? Dort den Druck vertiefen, bis zum Wohlfühlschmerz, intensiv, nicht schmerzhaft. 8- bis 12-mal tief ein und ausatmen, dann sollte sich die Spannung lösen.

Tipp In der Ruhe liegt die Kraft oder in diesem Fall die Entspannung! Arbeiten Sie erst mit einem Fuß und gehen Sie dann etwas umher. Spüren Sie, wie vital sich der behandelte Fuß anfühlt.

Das bringt's: Sie lösen schmerzhafte Spannungen in der Fußsohle und entspannen die kleinen Muskeln, die große Plantarfaszie und die kleinen Zehenmuskeln.

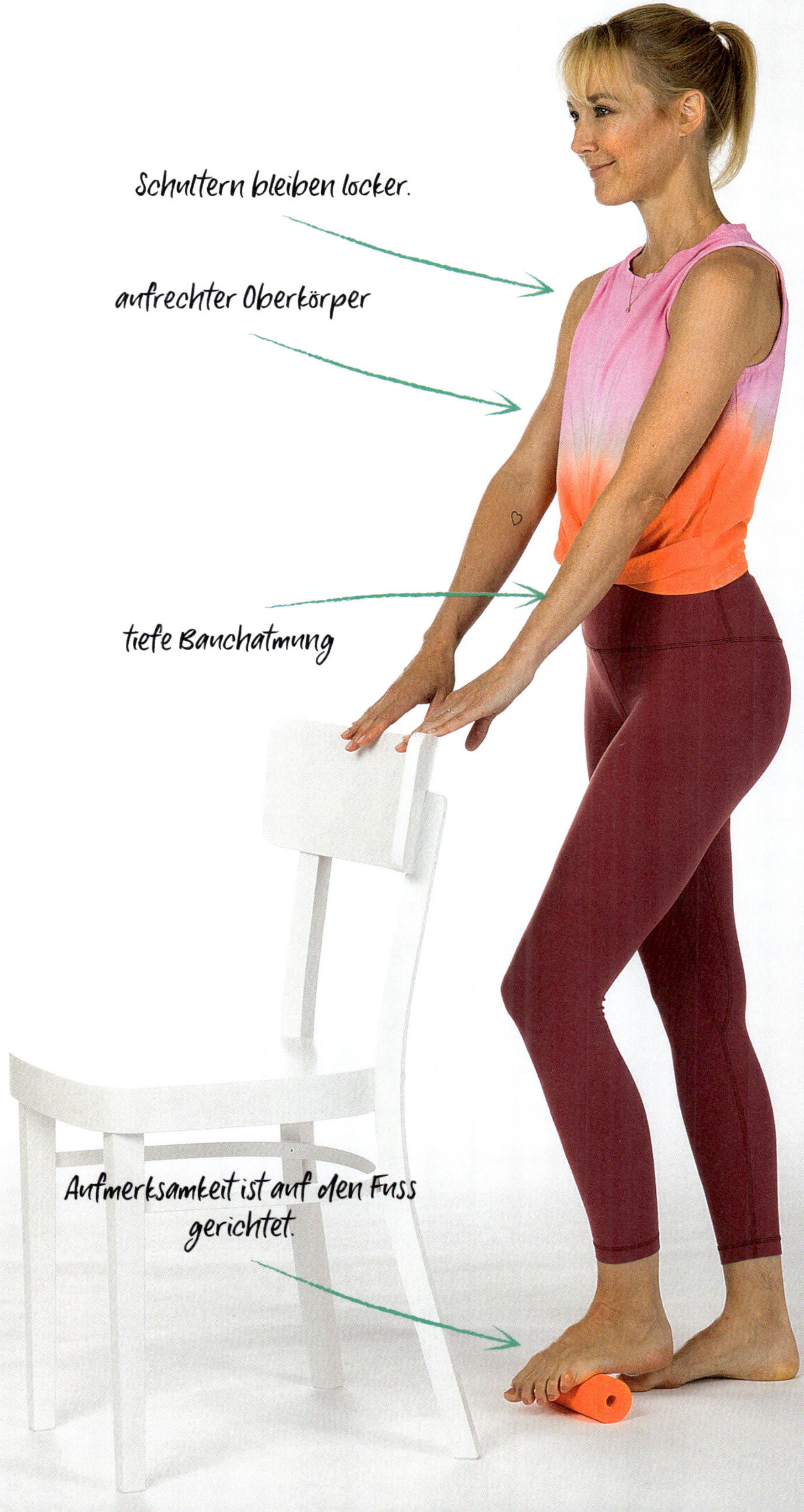
Schultern bleiben locker.
aufrechter Oberkörper
tiefe Bauchatmung
Aufmerksamkeit ist auf den Fuss gerichtet.

Vorfussroller

1 Leichte Schrittstellung, die Füße gerade ausgerichtet. Am hinteren Fuß sind nur die Zehen aufgesetzt. Das Kniegelenk des hinteren Beines ist locker gestreckt.

2 Knie langsam nach vorne beugen, Fuß sanft über die Zehen nach vorne rollen. Sind die Zehen maximal gebeugt, verharren, die Spannung am Fußrücken spüren.

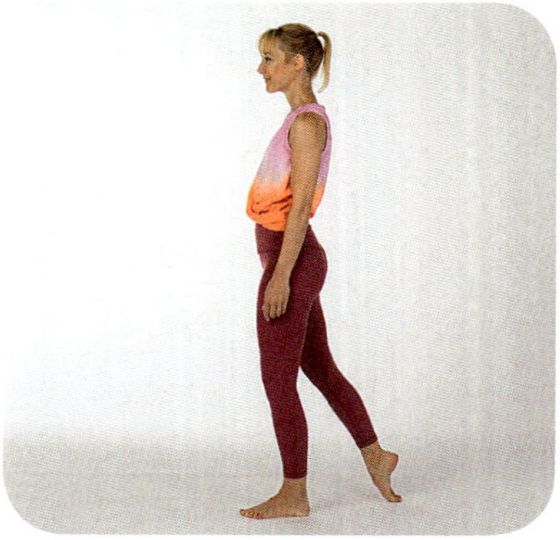

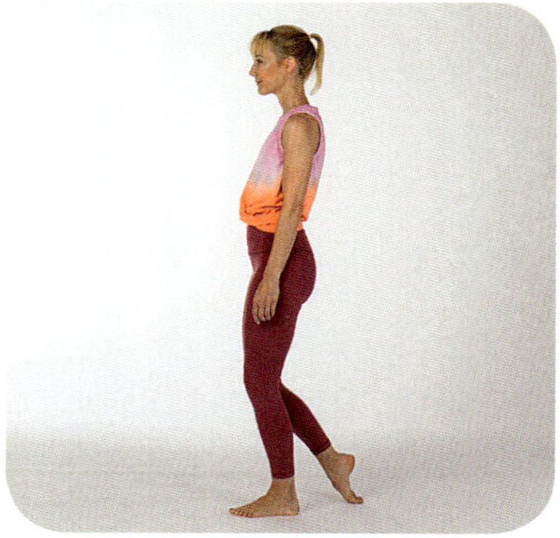

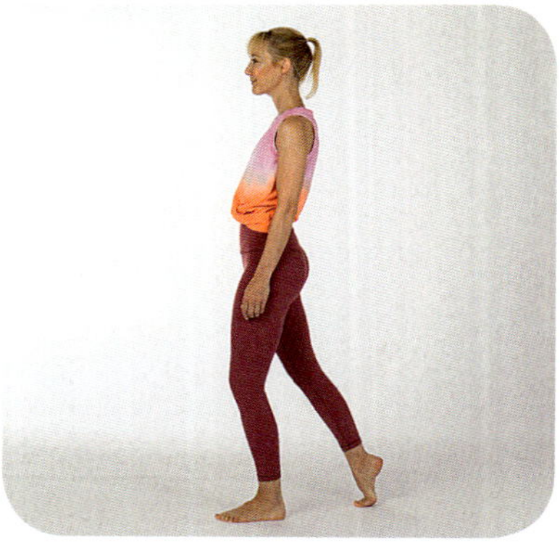

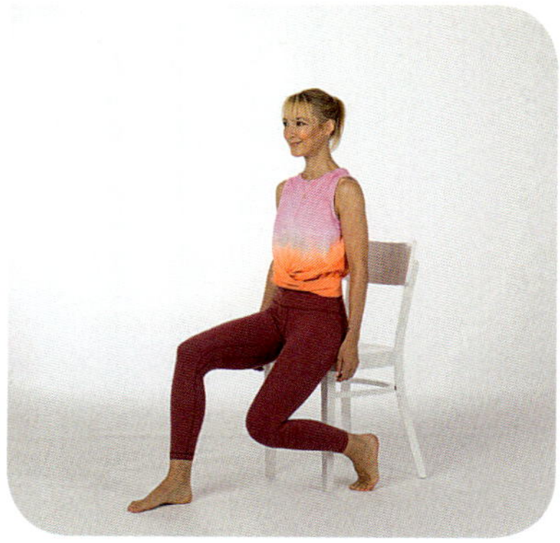

3 Das Bein wieder in Ausgangsposition. Einen Moment die Dehnung an der Fußsohle fühlen. Diese Bewegung beidseitig 8- bis 10-mal vor und zurück durchführen.

Variante: Sie können die Übung auch im Sitzen durchführen, indem Sie den Fuß neben dem Stuhl aufstellen. Wie wär's zwischendurch am Schreibtisch?

Tipp Die Übung ist angenehmer auf weichem Untergrund, z. B. einer Matte oder einem Teppich. Je länger Sie die Endposition halten (z. B. drei Atemzüge), desto effektiver die Dehnung.

Das bringt's Flexibilität! Mobilisiert die Zehengelenke. Dehnt Streck- und Beugesehnen und die Plantaraponeurose, die von der Ferse bis zu den Zehen verläuft und das Fußgewölbe stabilisiert.

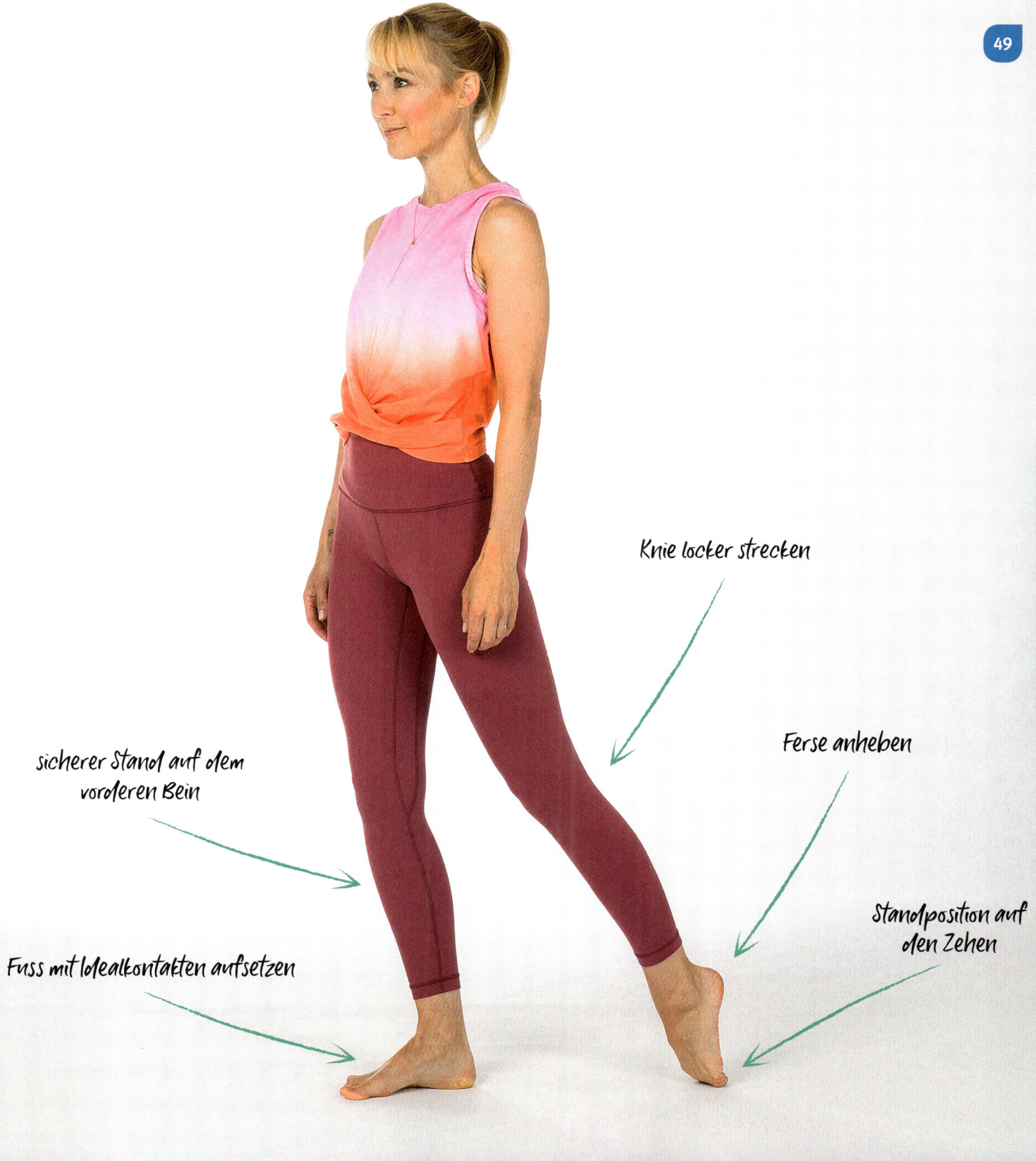
Knie locker strecken
Ferse anheben
sicherer Stand auf dem vorderen Bein
Standposition auf den Zehen
Fuss mit Idealkontakten aufsetzen

Fundamentpflege

1 Im hüftbreiten Stand haben beide Füße Idealkontakt, d. h., Ferse, Klein- und Großzehenballen tragen gleichmäßig Gewicht. Die Fußgewölbe sind aufgerichtet.

2 Aufmerksamkeit auf den Kontakt von Fuß und Boden. Körper sanft in alle Richtungen verlagern. Spüren Sie, wie aktiv Fuß- und Unterschenkelmuskeln sind?

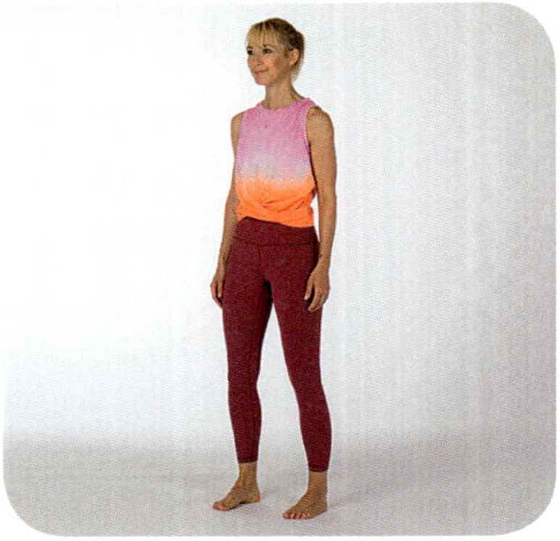

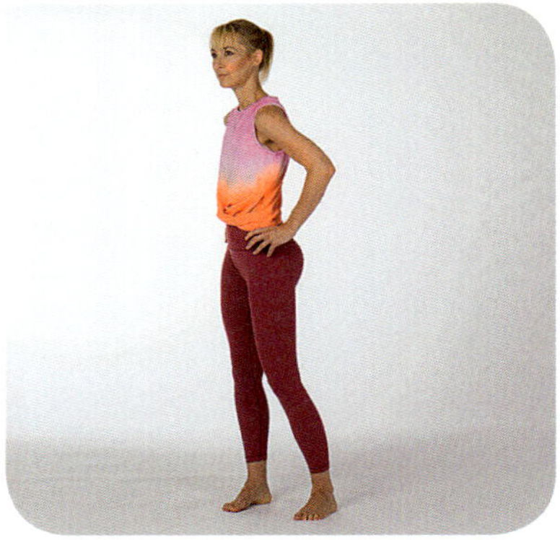

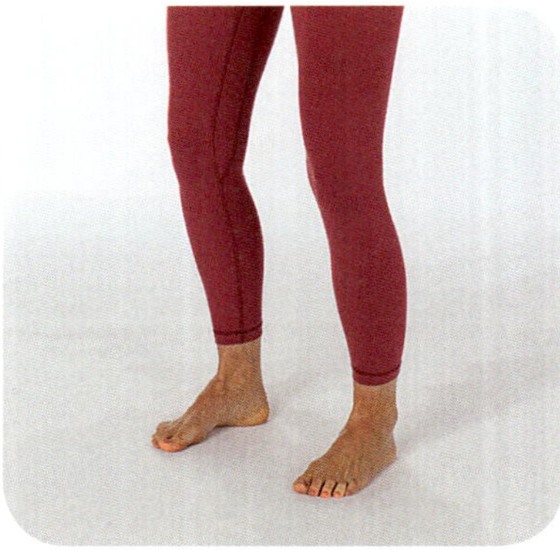

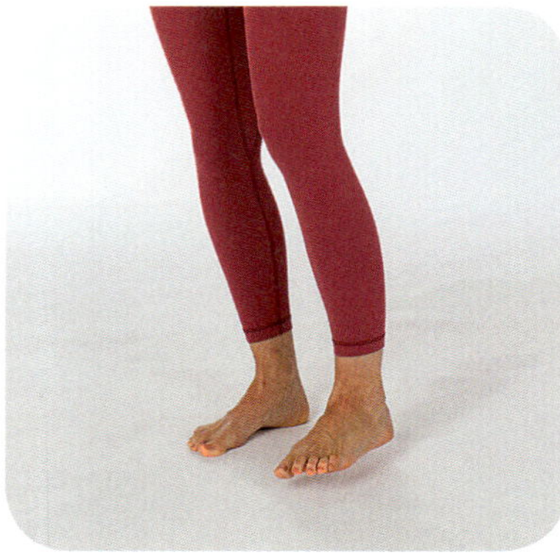

3 Unterstützen Sie das Längsgewölbe, die Knie sanft nach außen drehen, die Großzehen nehmen stärkeren Kontakt zum Boden auf.

Variante: Heben Sie ganz langsam einen Fuß vom Boden ab und versuchen Sie, mit dem Standfuß weiterhin den besten Kontakt zum Boden zu halten.

Tipp Atmen Sie tief und gleichmäßig, die Wahrnehmung schrittweise von den Füßen auf Beine, Becken, Rumpf und den ganzen Körper ausweiten. Genießen Sie es, mit sich selbst in aufmerksamem Kontakt zu sein.

Das bringt's Sie verbessern das Gespür für Ihre Füße, was ein angenehmes Gefühl der Erdung erzeugt. In der Variante erfahren Sie die Füße im Wechselspiel mit dem ganzen Körper und fühlen sich als Einheit.

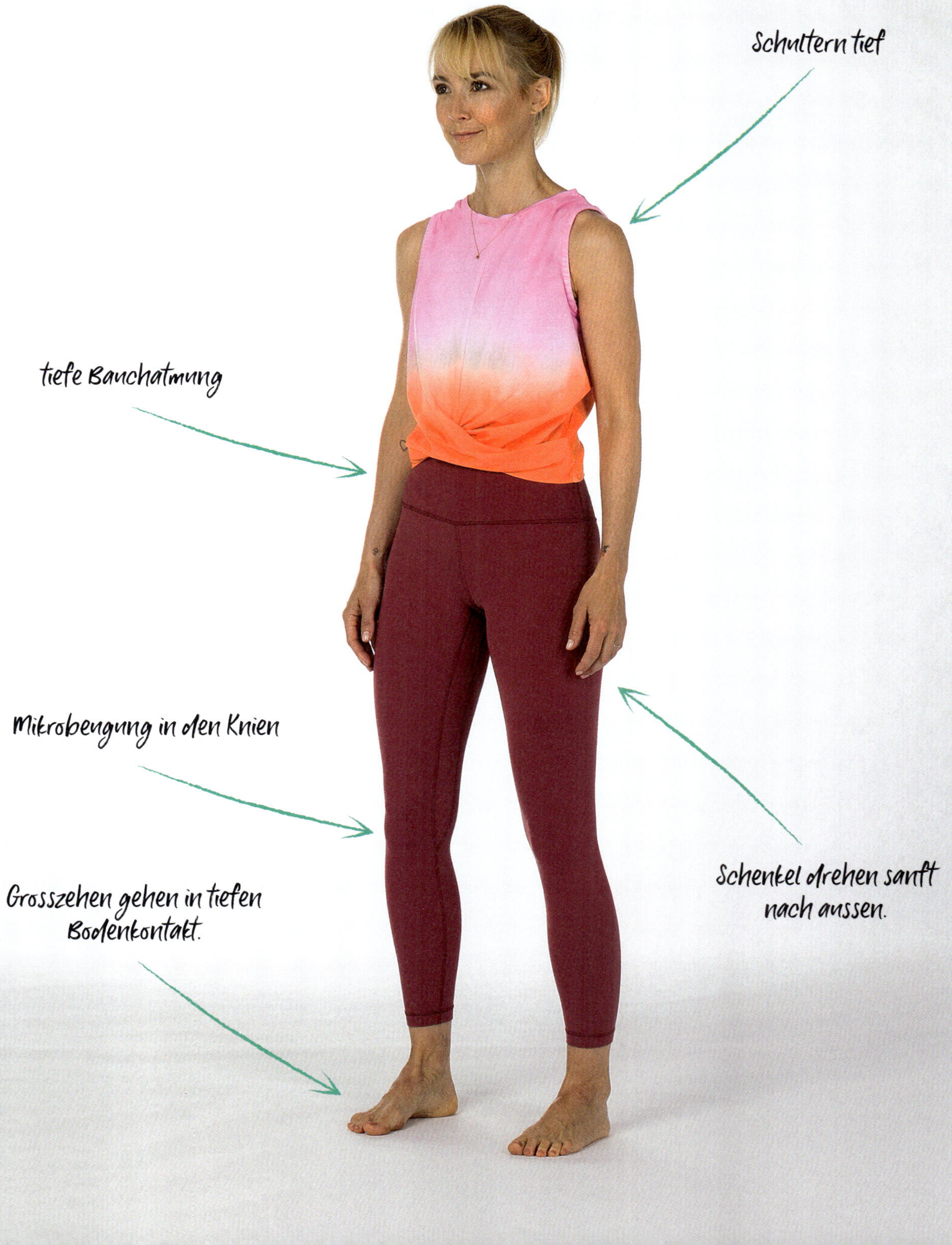
Schultern tief
tiefe Bauchatmung
Mikrobengung in den Knien
Grosszehen gehen in tiefen Bodenkontakt.
Schenkel drehen sanft nach aussen.

Küssende Onkel

1 Auf einem Stuhl sitzend, stellen Sie Ihre Füße mit den Fersen aneinander. Lassen Sie zwischen den Grundgelenken der großen Zehen einen Fingerbreit Abstand.

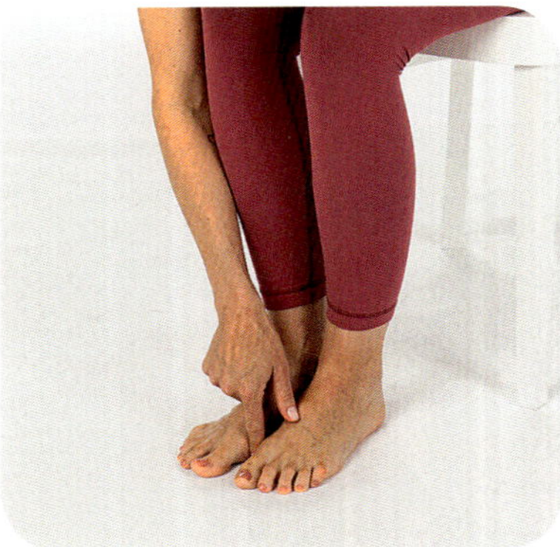

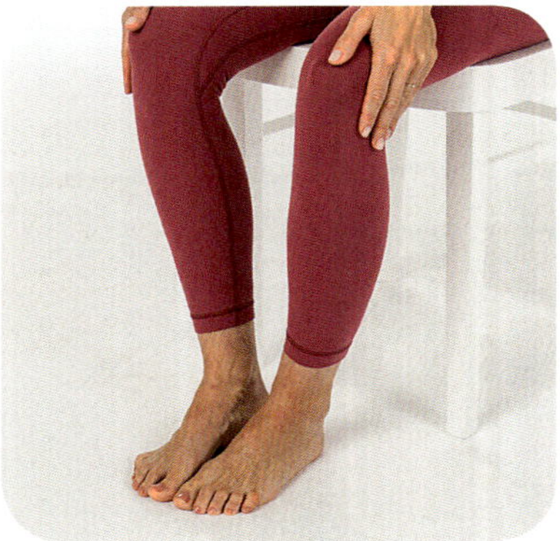

3 Großzehen nun aufeinander zubewegen, ohne die Fußstellung zu verändern. Anfangs kann nur eine winzige Bewegung entstehen. Mit Erfahrung fällt es leichter.

2 Legen Sie Ihre Hände von außen an Ihre Knie. Geben Sie mit den Beinen einen sanften Druck gegen die Hände, behalten Sie diesen während der Übung bei.

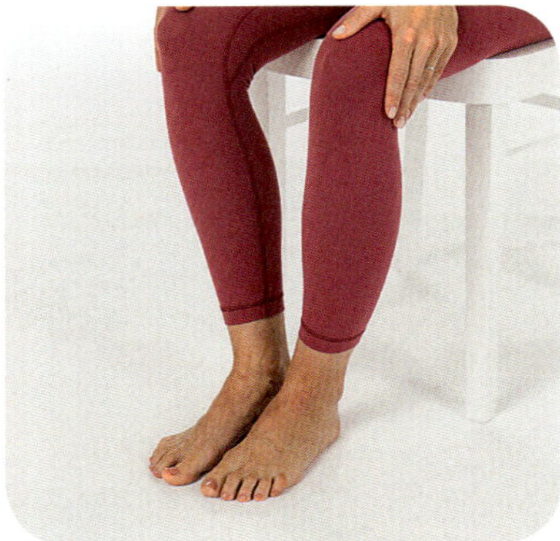

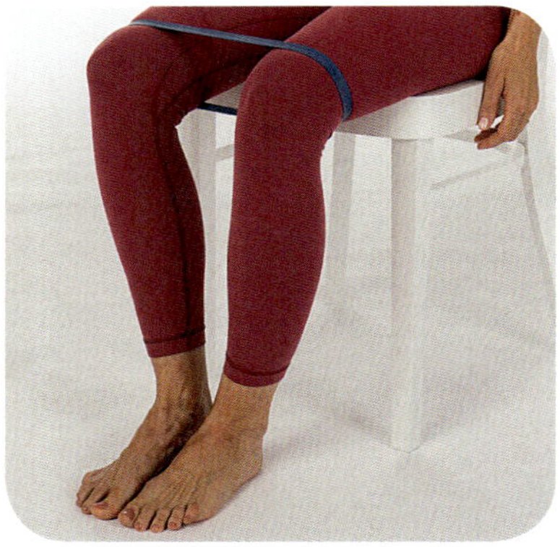

Variante: Sie legen ein Ring- oder Theraband um die Knie. Halten Sie es während der gesamten Übung unter Spannung.

Tipp Krämpfe auf der Fußinnenseite deuten auf verspannte Muskeln hin. Die können Sie mit der Faszienrolle oder einem kleinen Ball beheben (siehe Übung Sanfte Sohle, Seite 46).

Das bringt's Sie trainieren jene Großzehmuskeln, die den Zeh gerade halten und vor einem Hallux valgus schützen, zudem richten Sie Ihre Längsgewölbe auf.

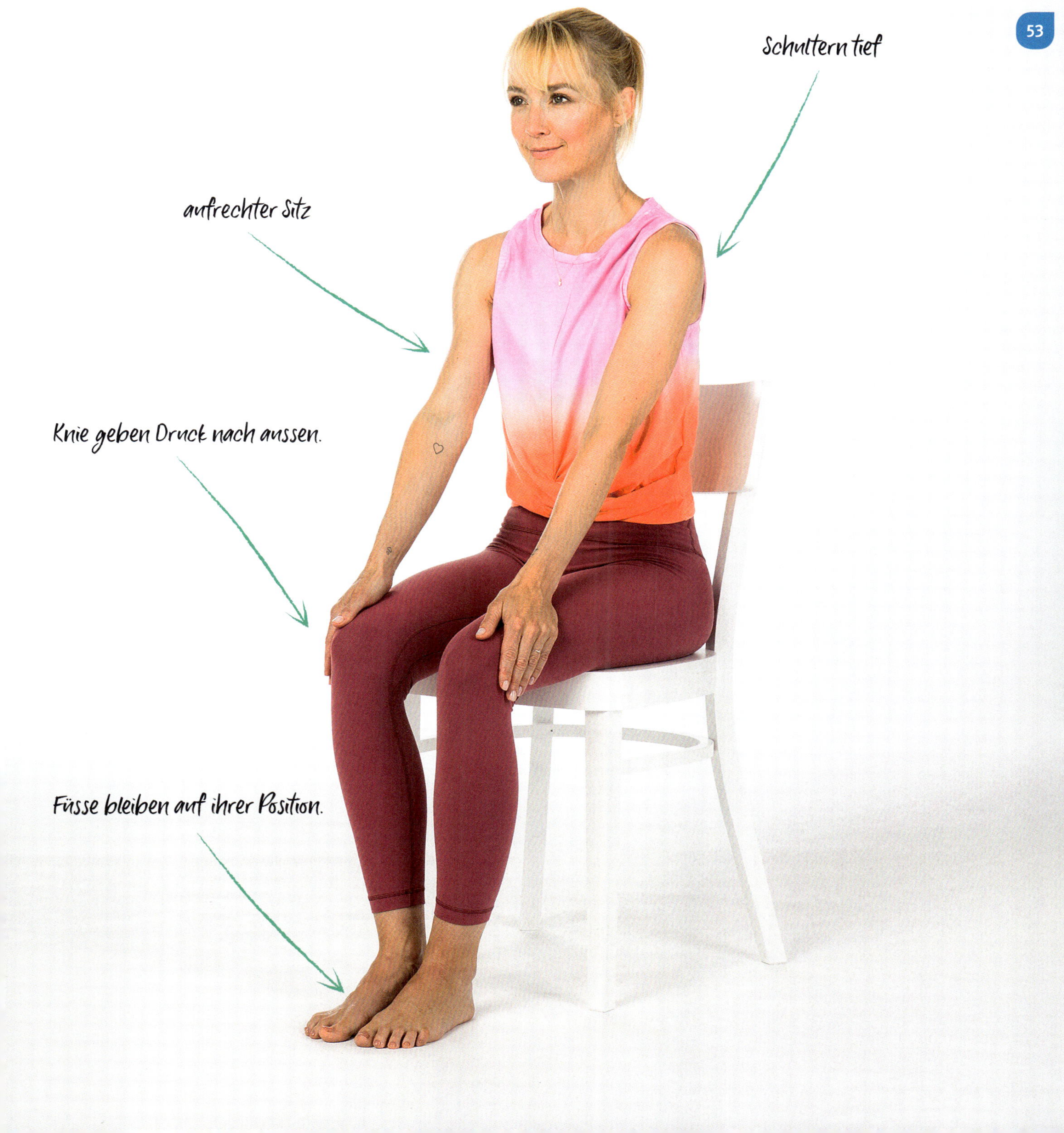
Schultern tief
aufrechter Sitz
Knie geben Druck nach aussen.
Füsse bleiben auf ihrer Position.

Fussräkeln

1 Im Sitz legen Sie die Füße auf einen Hocker, sodass die Fersen frei hängen. Die Knie sind leicht gebeugt, ggf. unterstützt durch ein kleines Kissen.

2 Nun räkeln Sie Ihre Füße und Zehen aktiv in alle Richtungen – strecken, beugen, drehen oder kippen sie seitwärts. Bewegen Sie sie spontan.

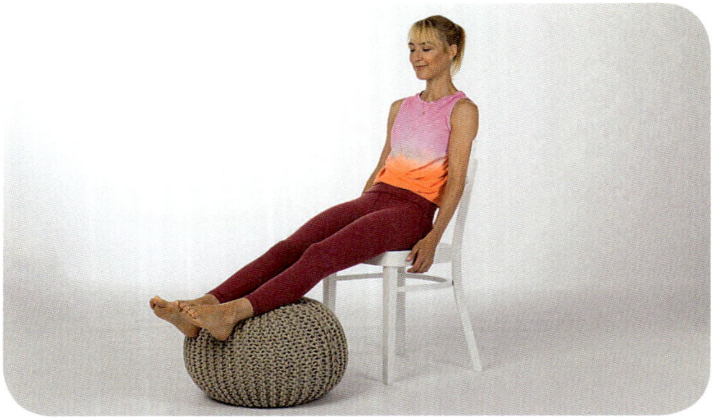

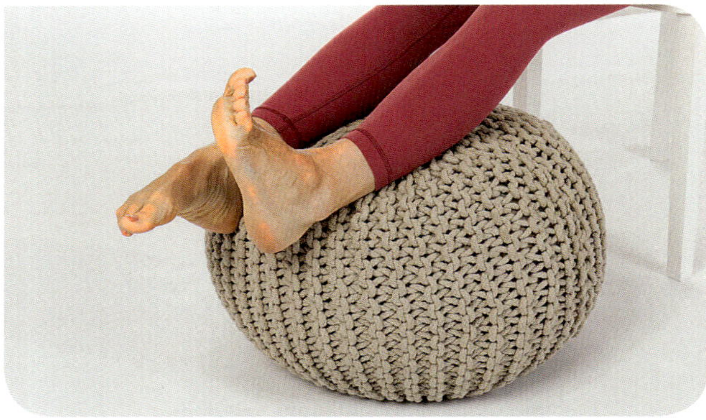

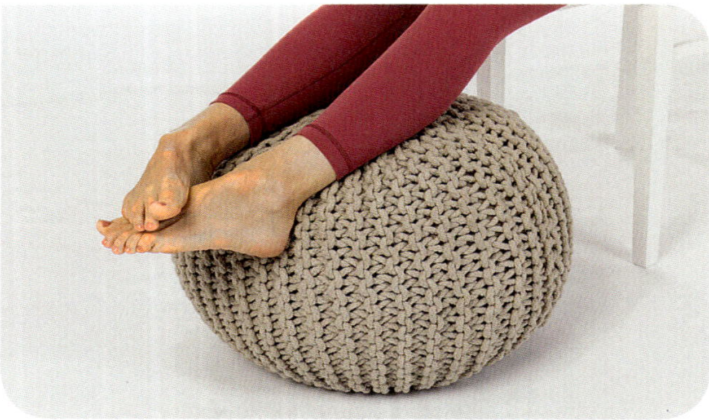

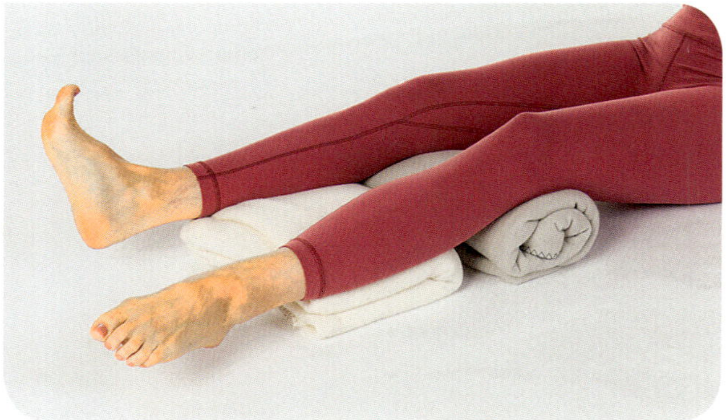

3 Ihre Füße können sich auch gegenseitig dabei unterstützen. Trainieren Sie insgesamt 1 bis 2 Minuten.

Variante: Sie können die Übung auch auf dem Boden durchführen. Wichtig ist, dass die Fersen nicht aufliegen und die Knie leicht gebeugt sind.

Tipp Um die Übung zu intensivieren, können Sie die Positionen einen Moment halten, um die Dehnung zu verstärken.

Das bringt's Fördert die Beweglichkeit der Fußgelenke. Verbessert die Wahrnehmung des gesamten Fußes.

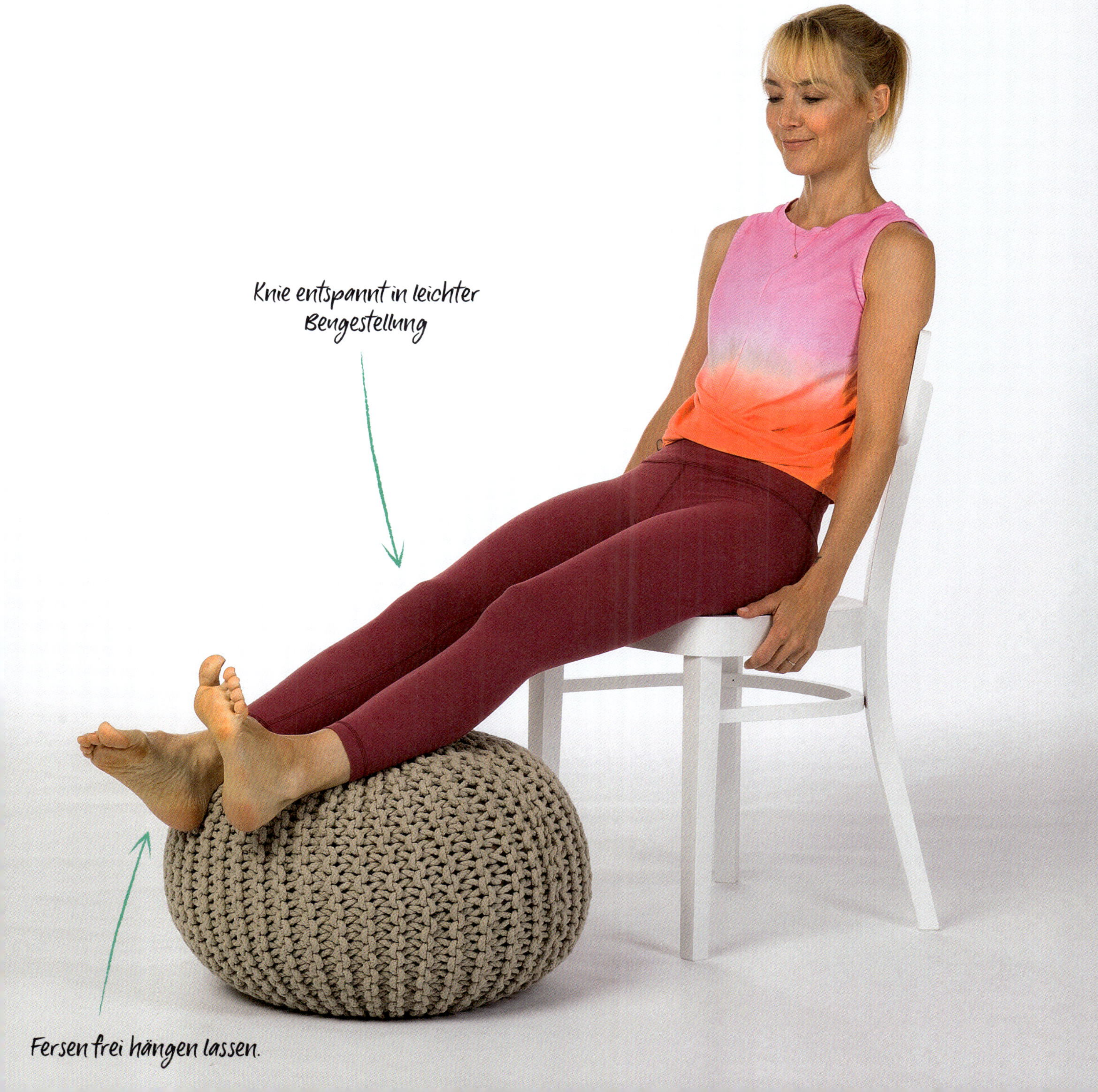
Knie entspannt in leichter Beugestellung
Fersen frei hängen lassen.

Let's twist!

1 Gehen Sie in den hüftweiten Stand. Knie leicht gebeugt. Ihr Körperschwerpunkt liegt mittig zwischen den Füßen.

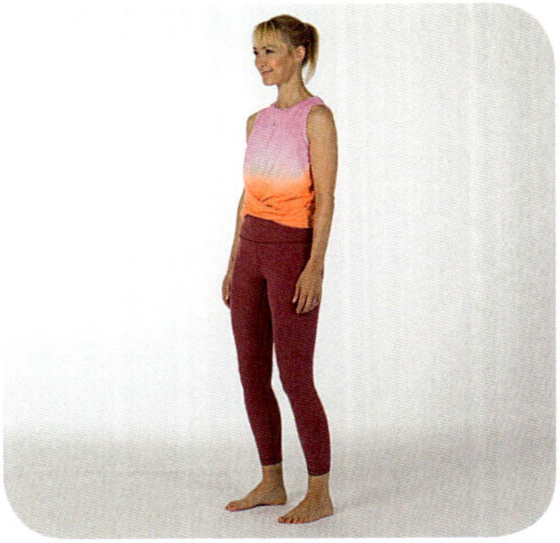

2 Heben Sie die Ferse des rechten Fußes, bis nur noch die Zehen Kontakt zum Boden haben.

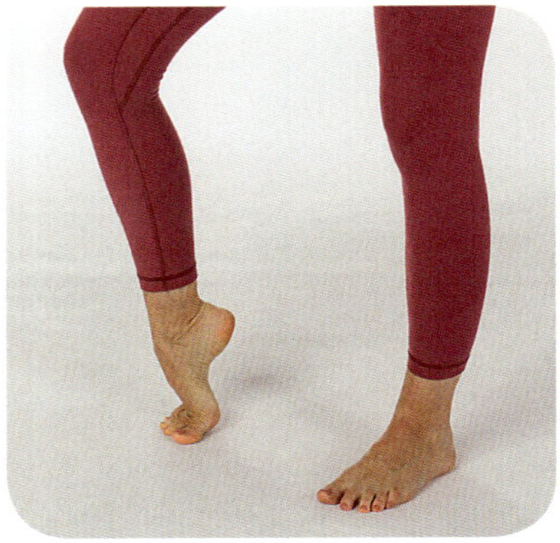

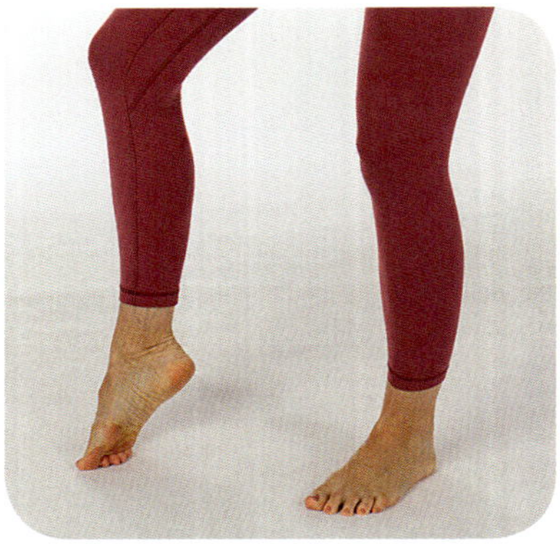

3 Nun den Fuß abwechslungsreich in alle Richtungen abrollen. Ziel ist es, dass so viele Punkte wie möglich Kontakt mit dem Boden aufnehmen.

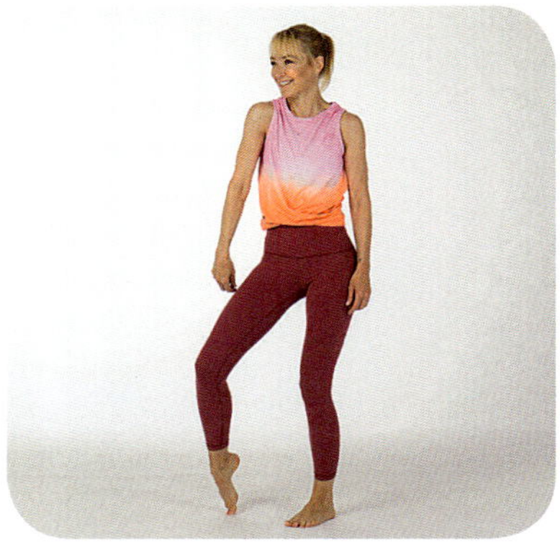

4 Lassen Sie die Bewegungen über Knie und Hüften nach oben weiterfließen. Seien Sie kreativ, spüren Sie, wie schön es ist, wenn die Füße einmal den Körper dirigieren.

Tipp Garnieren Sie diese Gute-Laune-Übung mit Ihrer schönsten Lieblingsmusik und genießen Sie ein paar tolle Bewegungsminuten.

Das bringt's Einen riesigen Stimmungskick! Und natürlich: freie Füße, Knie und Hüften. Die vernetzen die Füße mit dem ganzen Körper.

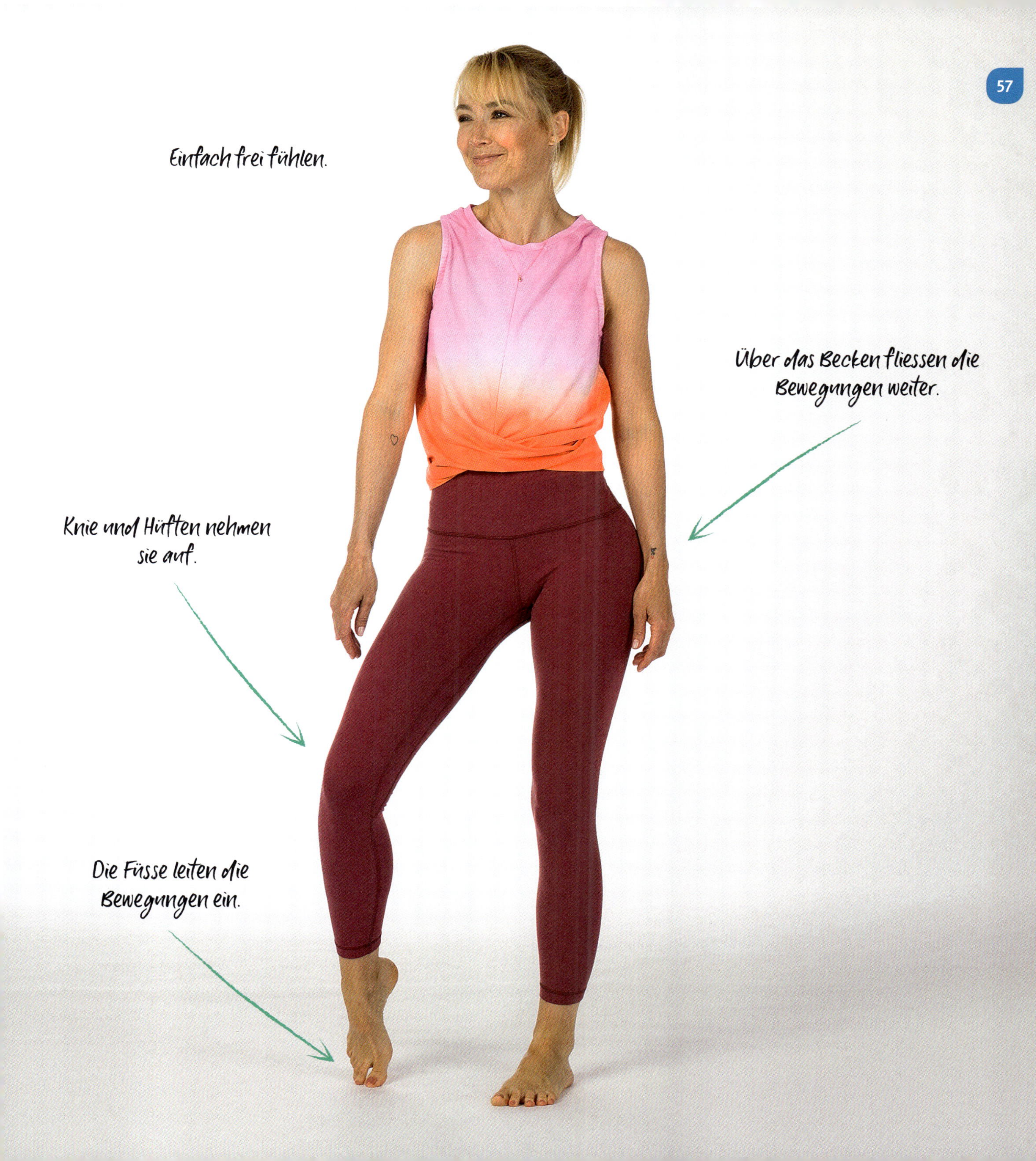
Einfach frei fühlen.
Über das Becken fliessen die Bewegungen weiter.
Knie und Hüften nehmen sie auf.
Die Füsse leiten die Bewegungen ein.

Schleicher

1 In einer leichten Schrittstellung richten Sie die Füße gerade aus, beide Knie leicht gebeugt. Arme leicht angewinkelt. Das Körpergewicht ruht auf dem hinteren Bein.

2 Rollen Sie nun ganz langsam und bewusst den hinteren Fuß ab, schieben Sie den Körper dabei nach vorne. Das Körpergewicht verlagert sich auf das vordere Bein.

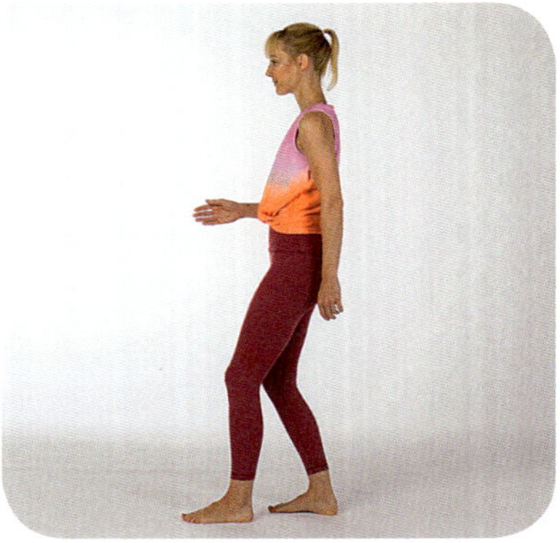

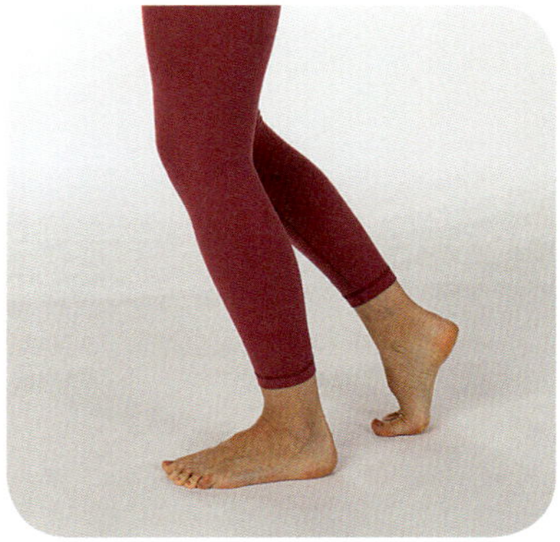

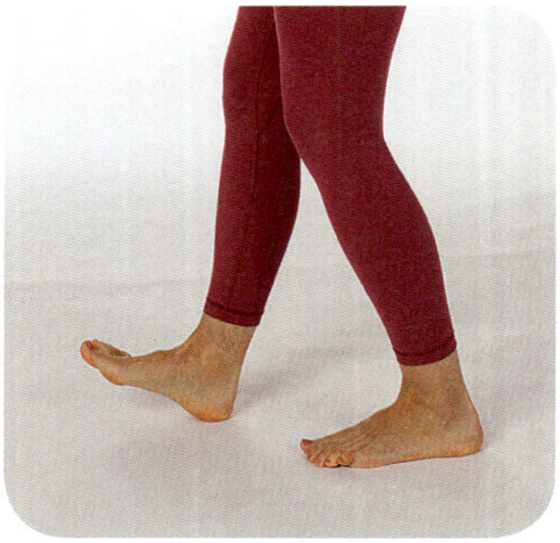

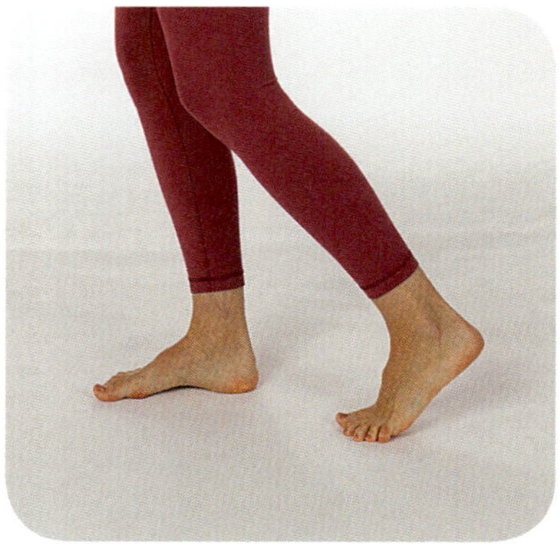

3 Lösen Sie nun den hinteren Fuß vom Boden, bringen Sie ihn nach vorne und setzen Sie die Ferse mit gestrecktem Bein langsam und achtsam auf.

4 Erneut den hinteren Fuß abrollen, den Körper nach vorne schieben. Dabei mit beiden Füßen langsam abrollen. Fließende Bewegung, mindestens für 10 Schritte ausführen.

Tipp Kontrollierte und langsame Bewegungen sind das A und O. Die Übung wird einfacher, wenn Sie Bauch- und Rumpfmuskulatur anspannen.

Das bringt's Koordination und Stabilität. Für einen sicheren Stand. Kräftigt die Waden- und Fußmuskeln.

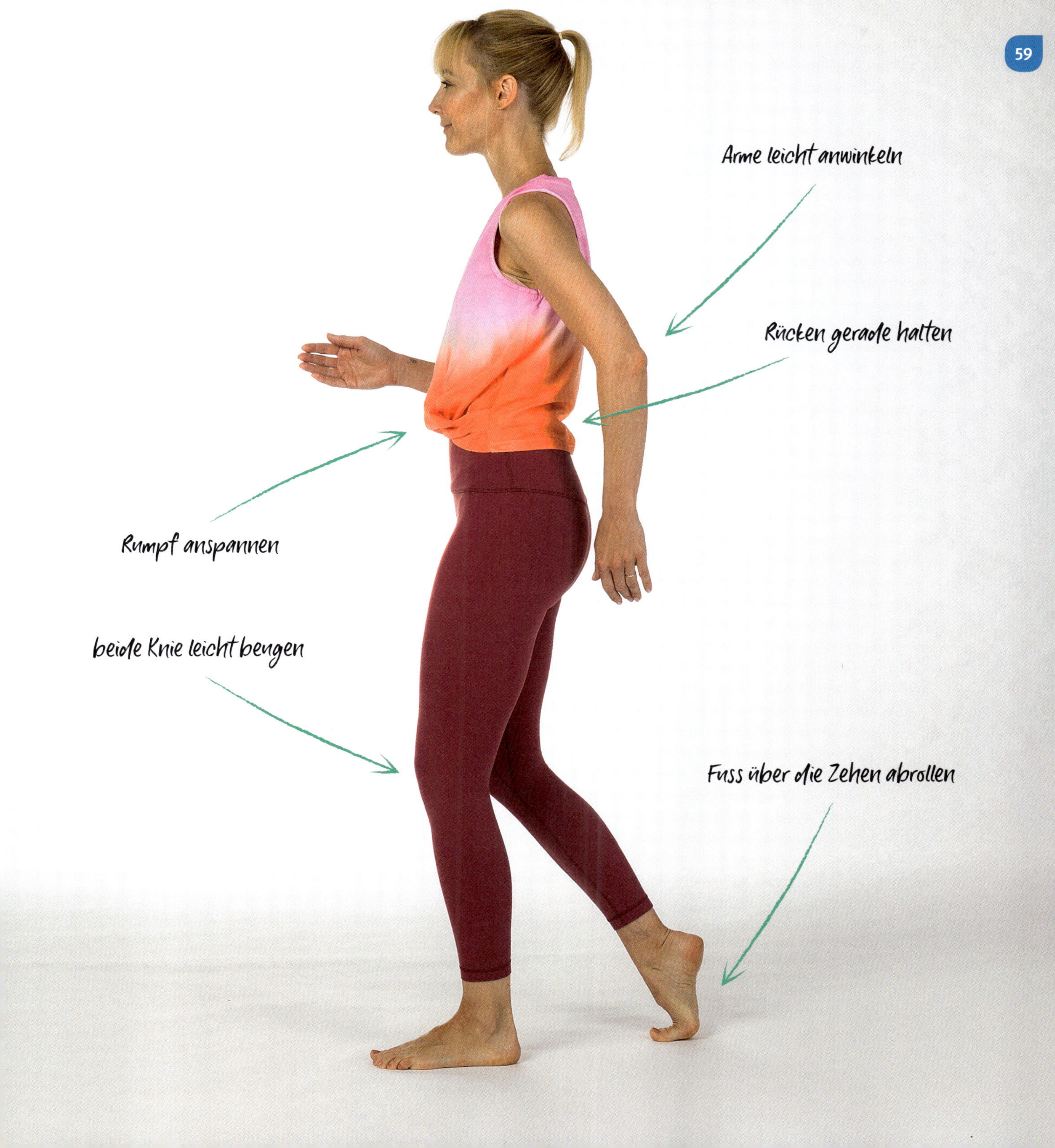
Arme leicht anwinkeln
Rücken gerade halten
Rumpf anspannen
beide Knie leicht beugen
Fuss über die Zehen abrollen

Klavierspieler

1 Aufrechter Sitz, Füße hüftbreit. Beide Füße leicht nach außen kippen, nur noch die fünfte Zehe hat Bodenkontakt. Spreizen und strecken Sie Ihre Zehen kräftig.

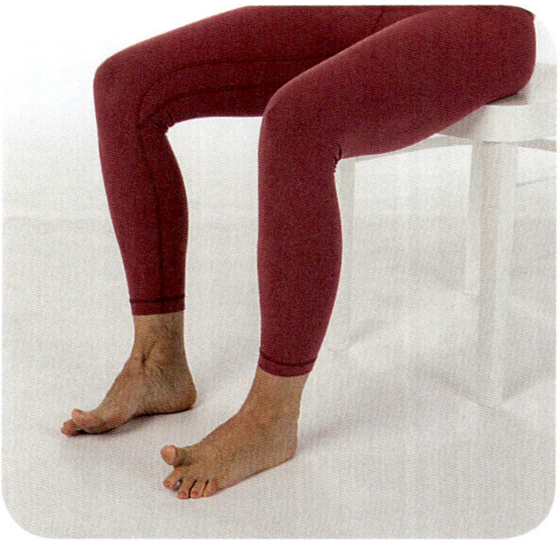

2 Achtsam jede Zehe von innen nach außen auftippen. Die Zehen bleiben gestreckt. Der Fuß kippt langsam zurück in Richtung Großzehe, bis er Idealkontakt hat.

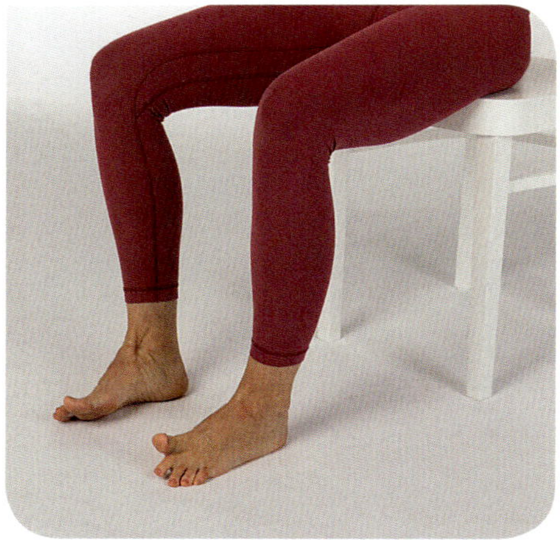

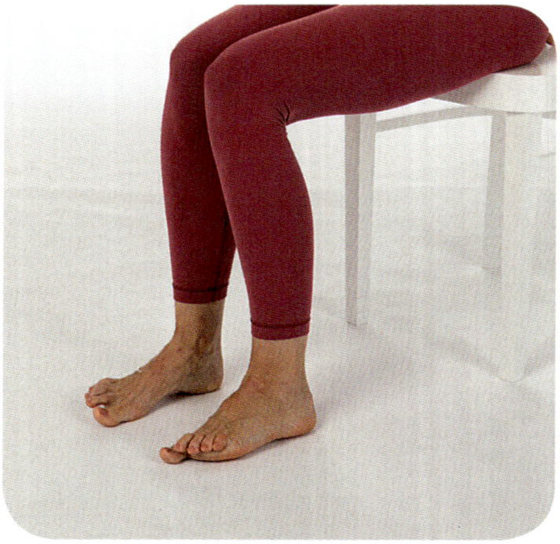

3 Jetzt den Fuß leicht nach innen kippen, die Kleinzehen spreizen und strecken, nur die Großzehe hat Bodenkontakt. Wiederholen Sie 15-mal. Insgesamt 3 Durchgänge.

Variante: Starten Sie die Tippbewegungen von der Großzehe aus. Der Fuß kippt dabei von innen nach außen. Noch effektiver ist die Übung im Stand.

Tipp Kontrolliertes und langsames Tippen der Zehen. Verzagen Sie nicht, wenn es am Anfang nicht gleich klappt, ggf. jeden Fuß einzeln trainieren.

Das bringt's Kräftigung und Beweglichkeit der Zehen. Verhilft zu einem festen Stand und schult die Koordination.

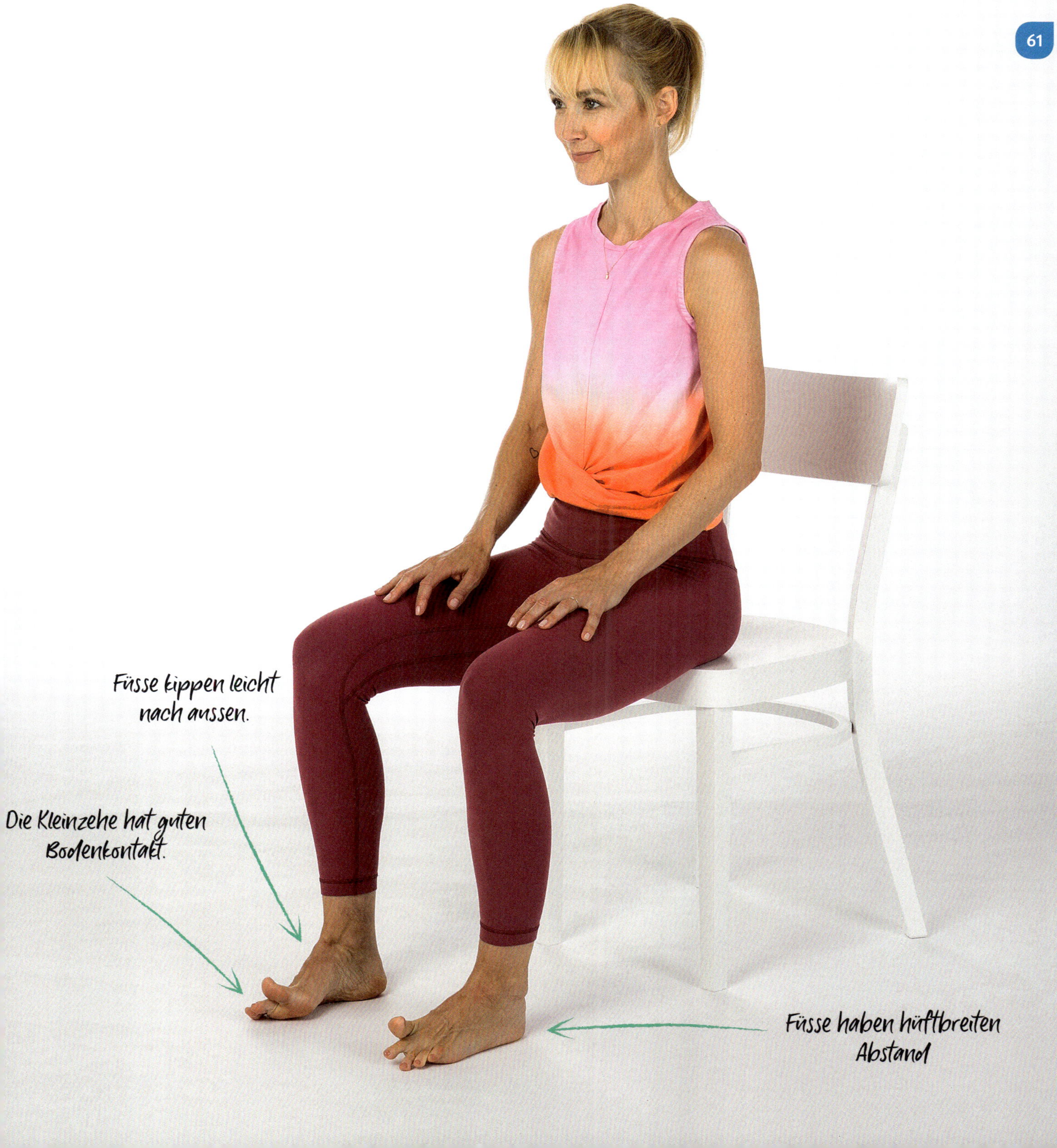
Füsse kippen leicht nach aussen.
Die Kleinzehe hat guten Bodenkontakt.
Füsse haben hüftbreiten Abstand

Achilles im Glück

1 Stellen Sie sich auf ein dickes Buch oder eine Treppenstufe. Nur der Vorfuß sollte Kontakt zur Unterlage haben. Die Füße stehen hüftweit.

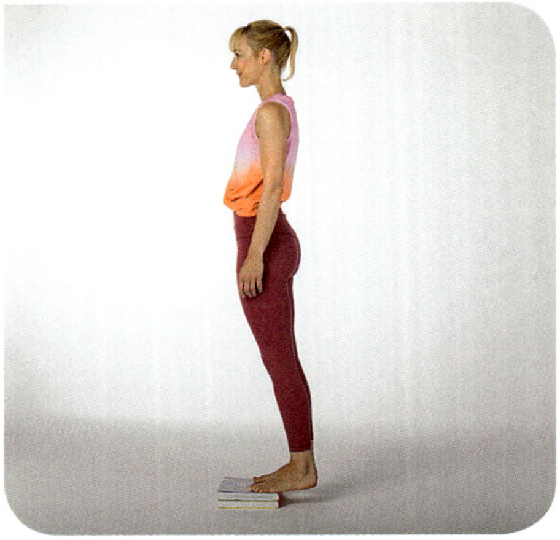

2 Senken Sie Ihre Fersen langsam unter das Niveau der Standfläche ab. Achten Sie auf Spannungen, die Bewegung sollte keinesfalls schmerzen.

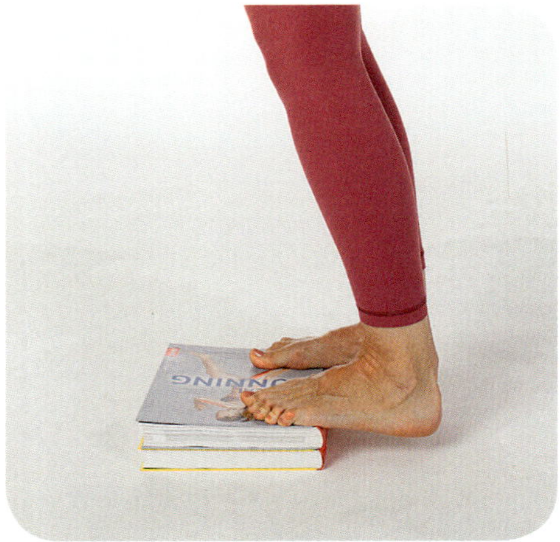

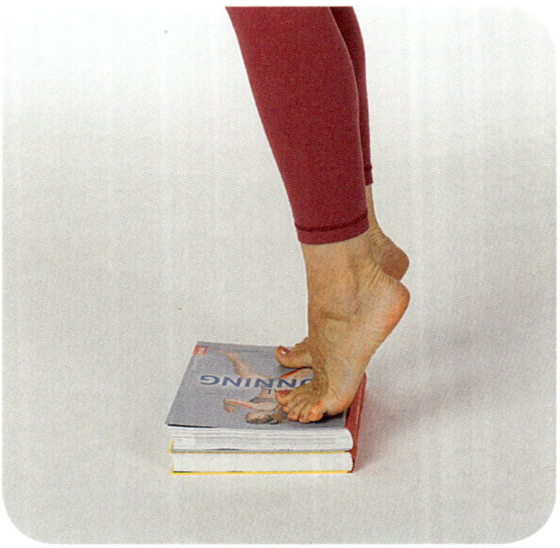

3 Drücken Sie sich nun in den Zehenstand ab und senken Sie dann erneut die Fersen. Achten Sie auf eine langsame und fließende Bewegung. Atmen Sie ruhig aus, während Sie sich nach oben bewegen, und atmen Sie ein, wenn es nach unten geht. 3-mal 15 Wiederholungen.

Tipp Wenn die Achillessehnen Beschwerden machen, sollte diese Übung 3-mal täglich über einen Zeitraum von mindestens sechs Wochen durchgeführt werden.

Das bringt's Die Waden werden gekräftigt und Ihre Achillessehnen werden wieder geschmeidig und schmerzfrei.

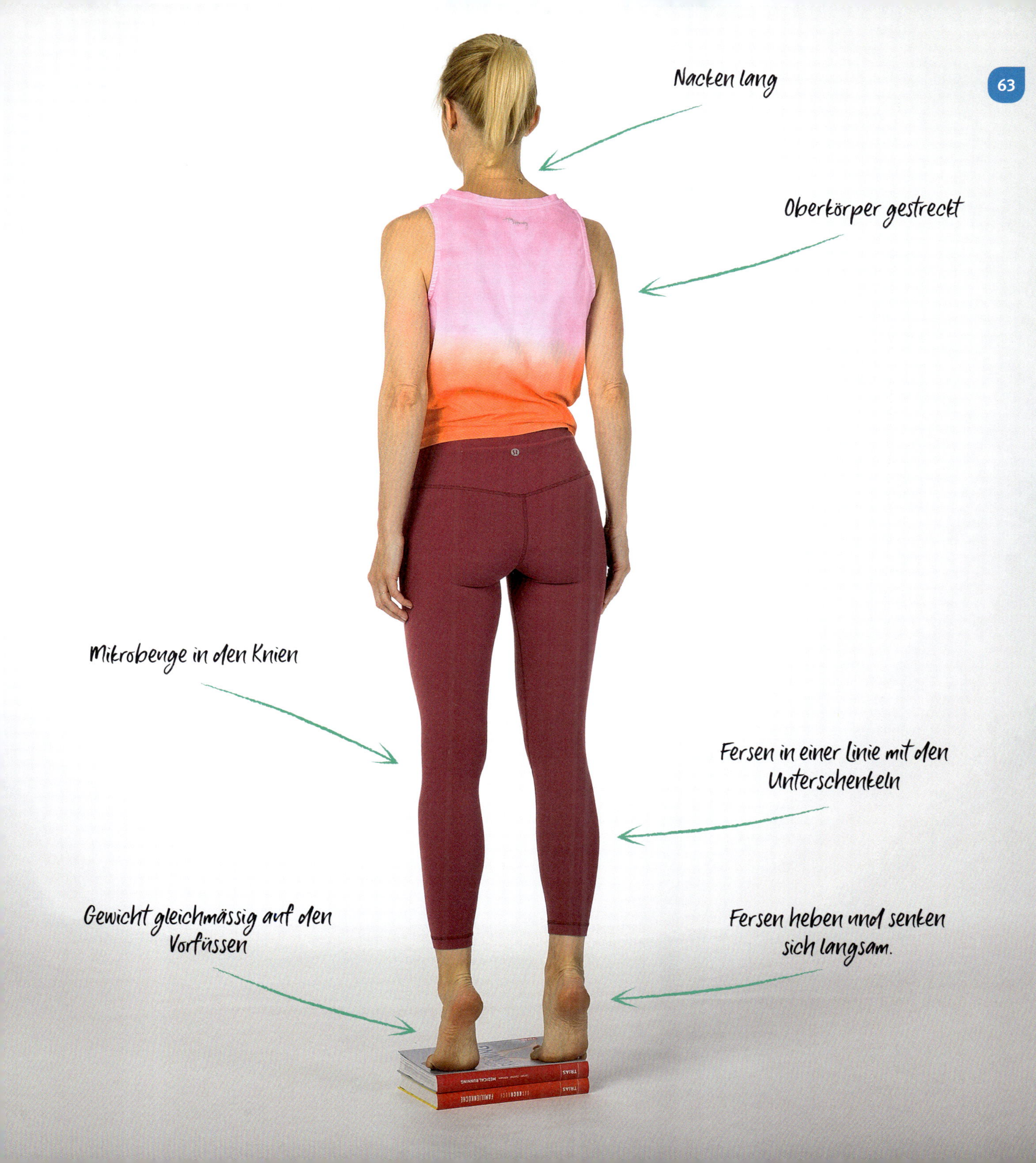
Nacken lang
Oberkörper gestreckt
Mikrobenge in den Knien
Fersen in einer Linie mit den Unterschenkeln
Gewicht gleichmässig auf den Vorfüssen
Fersen heben und senken sich langsam.

Wadenstretch

1 Schrittstellung vor einer Wand, mit den Händen abstützen. Die Füße gerade ausgerichtet im Idealkontakt. Das vordere Knie leicht beugen, das hintere Bein strecken.

2 Vorderes Knie tiefer beugen, Gewicht nach vorne verlagern bis zur spürbaren Dehnung der Wade. Das hintere Bein bleibt gestreckt, die Ferse am Boden.

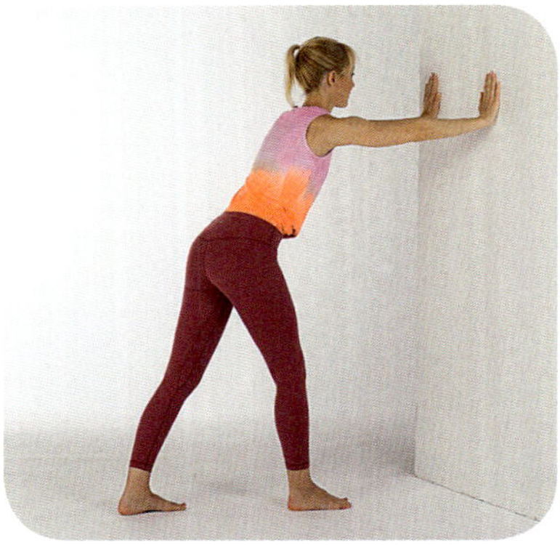

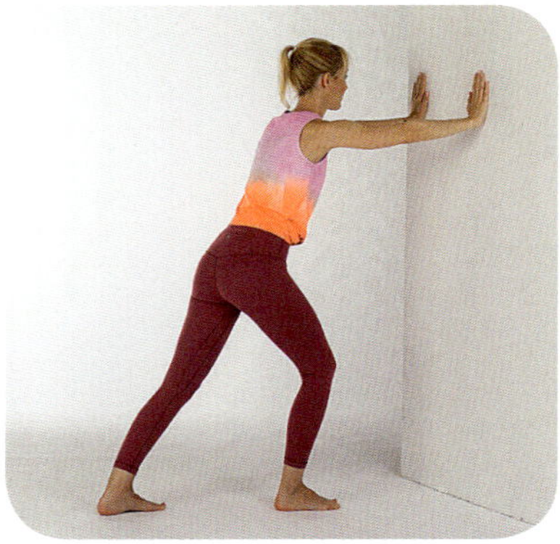

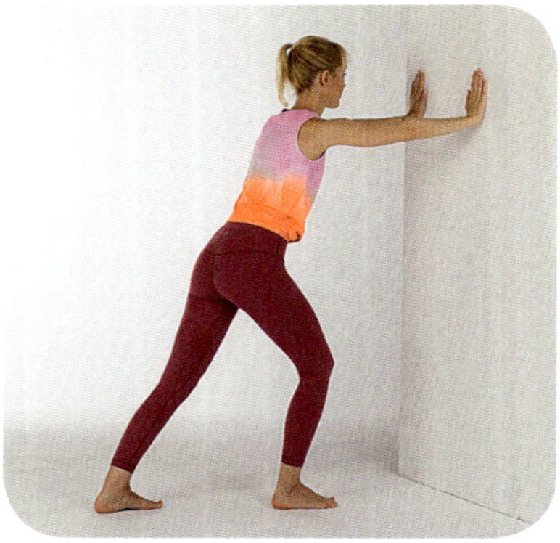

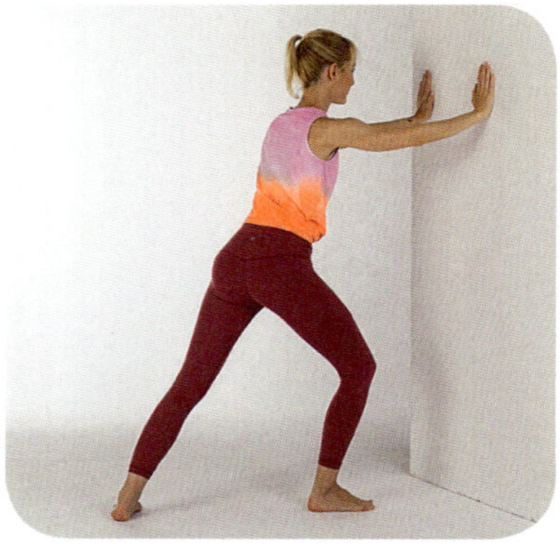

3 10 Atemzüge halten. Lässt die Spannung nach, die Dehnung erneut auslösen, indem Sie sich weiter nach vorne schieben. 2- bis 3-mal pro Seite.

Variante: Verändern Sie von Übung zu Übung Ihre Fußstellung und spüren Sie, wo eine wohlige Dehnung entsteht. Mit diesen Winkelvariationen sprechen Sie die Muskelfaszie an.

Tipp Sollte es am Anfang noch nicht so gut klappen, können Sie die Dehnung durch die Größe der Schrittstellung und durch das Vor- und Zurückverlagern des Körpergewichts variieren.

Das bringt's Dehnung der Wadenmuskulatur, Flexibilität der Achillessehne, Entspannung der Unterschenkelfaszien.

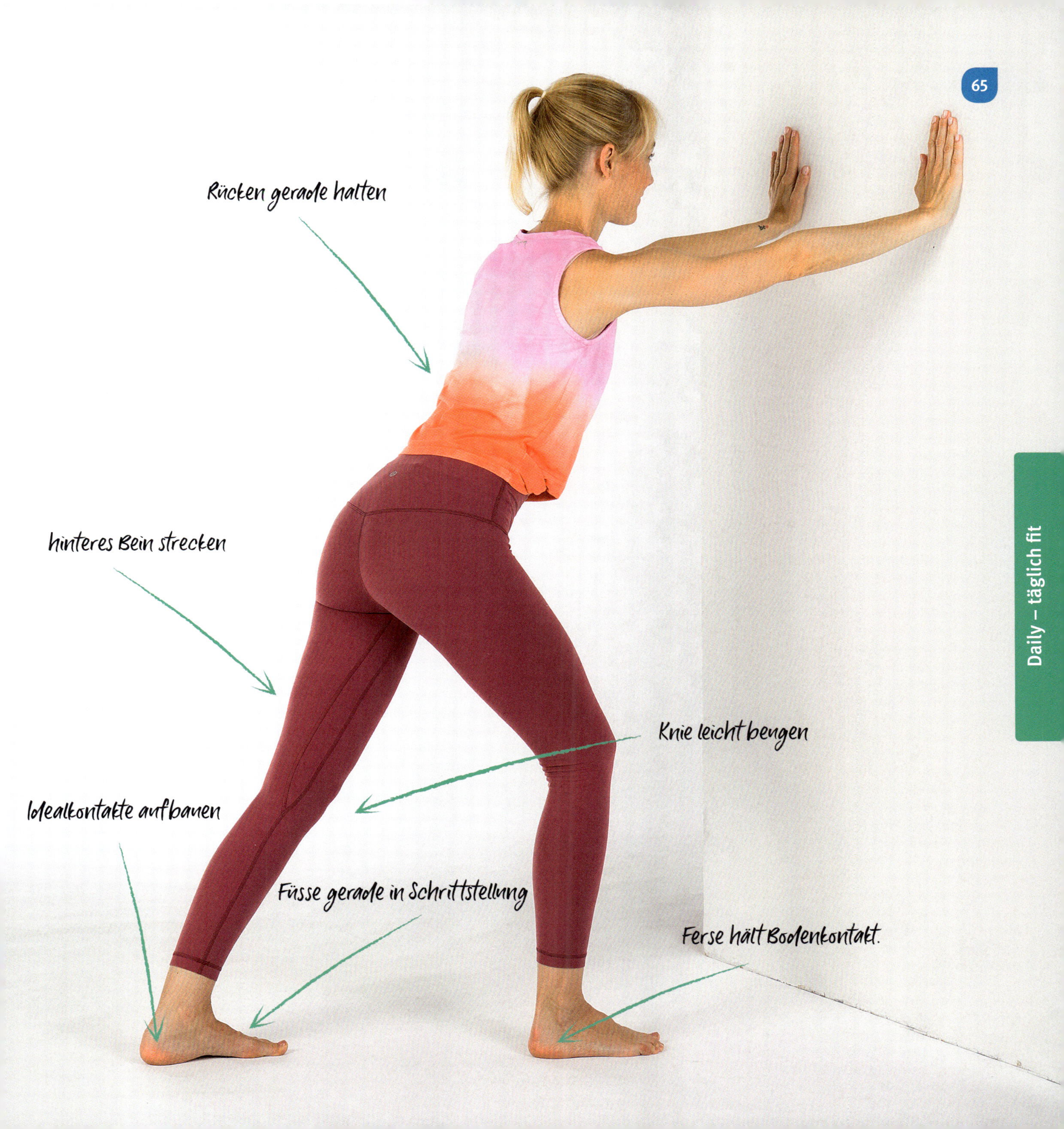
Rücken gerade halten
hinteres Bein strecken
Knie leicht beugen
Idealkontakte aufbauen
Füsse gerade in Schrittstellung
Ferse hält Bodenkontakt.

Türsteher

1 Schrittstellung an der Kante eines Türrahmens. Die große Zehe des vorderen Fußes berührt den Rahmen. Das hintere Bein steht in Mini-Kniebeugung.

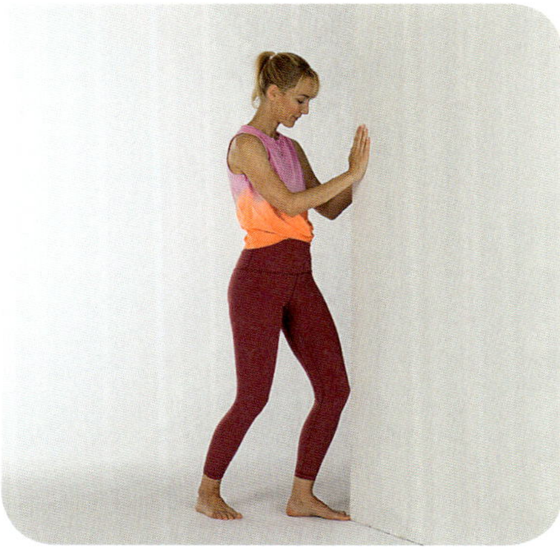

2 Jetzt das vordere Knie im Wechsel rechts und links an der Kante vorbeischieben. Mit kleinen Bewegungen beginnen, den Schub nur langsam steigern.

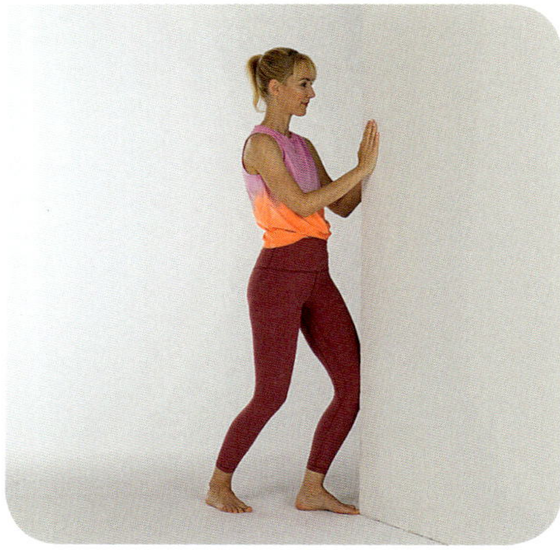

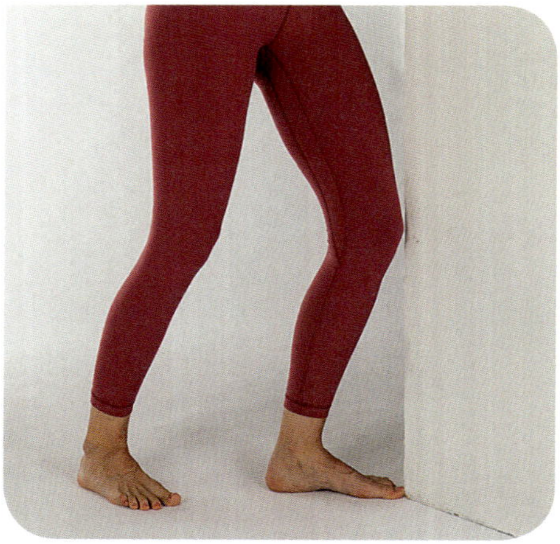

3 Wichtig: Der Fuß bleibt komplett auf dem Boden. Sind Dehnungen wahrnehmbar? Wo? Spannungsgrenzen respektieren. 3-mal 15 Wiederholungen.

Variante: Wenn sich die Spannung im Bewegungsfluss nicht löst, gehen Sie sanft hinein und atmen Sie 8- bis 12-mal tief durch, bevor Sie zurückgehen.

Tipp Machen Sie die erste und die letzte Wiederholung sehr langsam, und beobachten Sie, wie gut es geht. Fühlen Sie den Unterschied zwischen den beiden Durchgängen.

Das bringt's Beweglichere obere und untere Sprunggelenke. Das hilft bei sportlichen Herausforderungen und wenn es mal über Stock und Stein geht. Ihre langen Fußmuskeln werden entspannt.

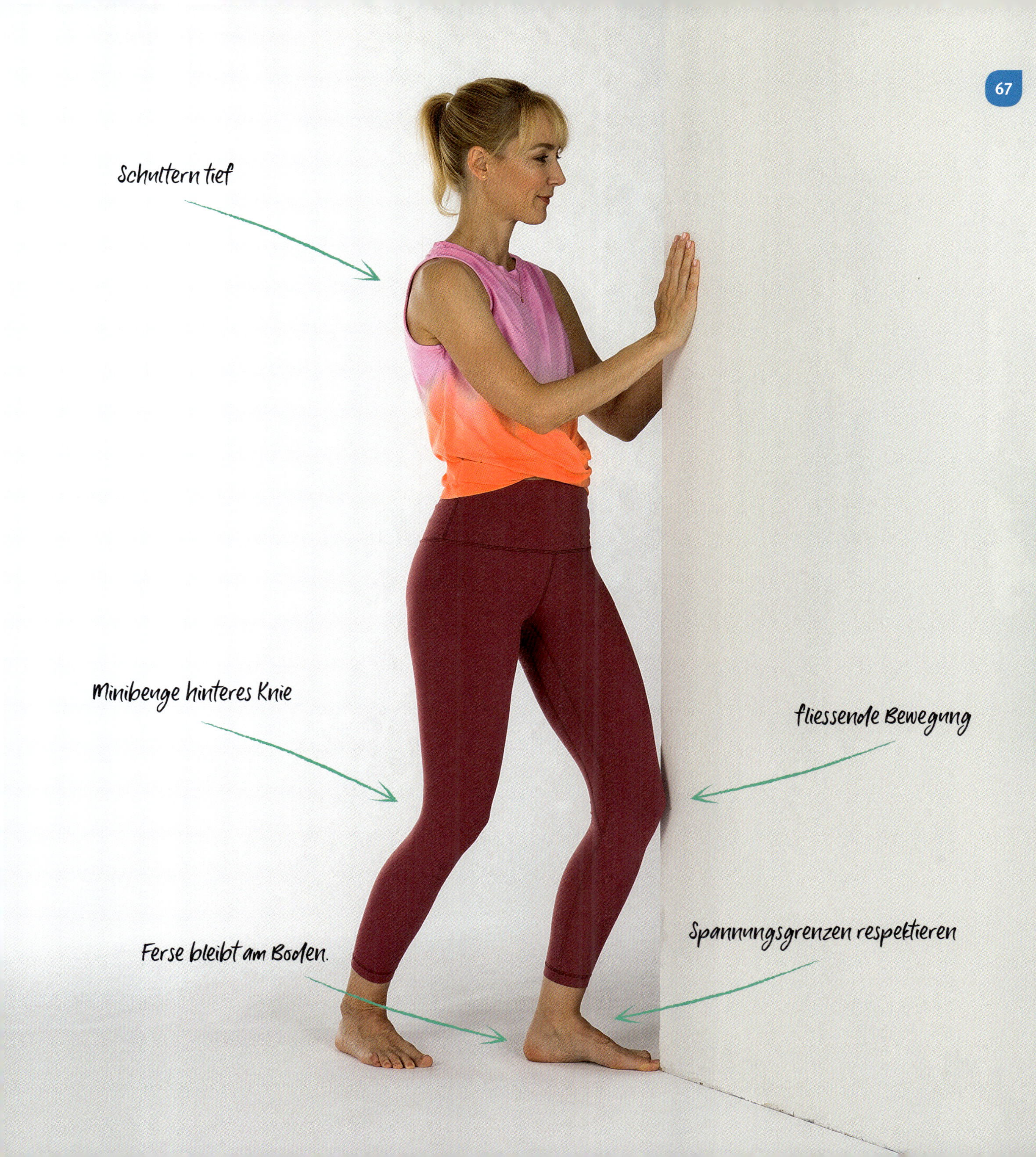
Schultern tief
Minibenge hinteres Knie
fliessende Bewegung
Ferse bleibt am Boden.
Spannungsgrenzen respektieren

Schaukelpferd

1 Hüftbreiter Stand, Knie gestreckt. Oberkörper aufrecht. Nun in den Zehenstand aufrichten. Die gestreckten Arme nach hinten nehmen.

2 Füße nach hinten abrollen, bis in den Fersenstand. Gleichzeitig die gestreckten Arme nach vorne schwingen. Hüfte leicht beugen, Oberkörper nach vorne neigen.

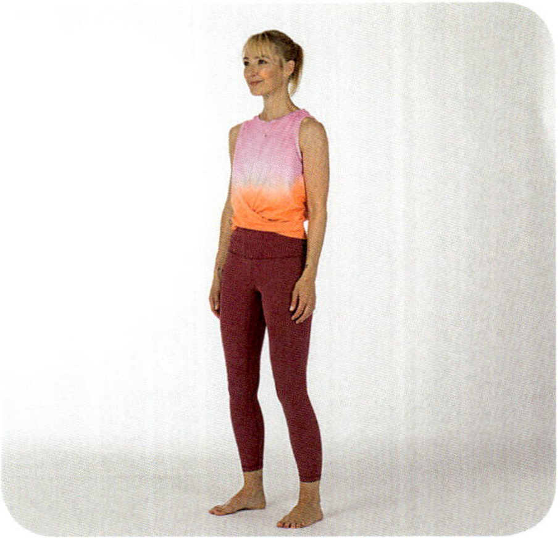

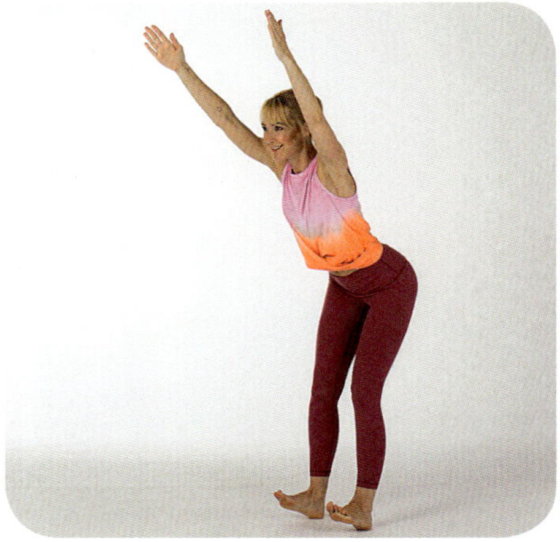

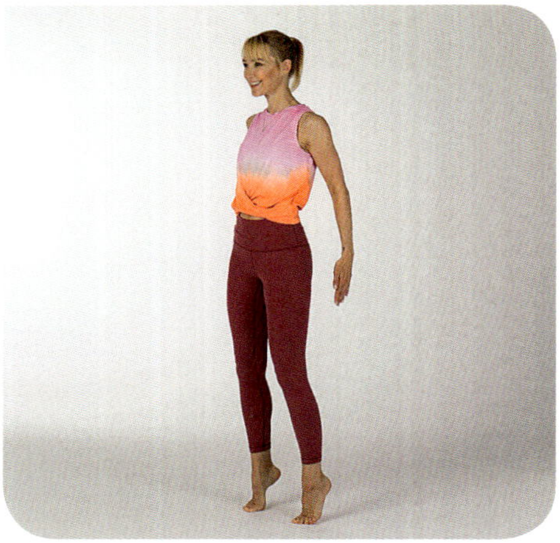

3 Jetzt wieder in den Zehenstand, Arme nach hinten führen. 20-mal hin- und herschaukeln, wiederholen. Mit mehr Sicherheit dürfen die Bewegungen größer werden.

Variante: Wenn Sie geübt sind, können Sie die Endposition im Zehen- und im Fersenstand 2 bis 3 Sekunden halten.

Tipp Es ist einfacher, das Gleichgewicht zu halten, wenn Sie Rumpf, Arme und Rücken leicht anspannen. Die Arme wirken quasi als Gegengewicht.

Das bringt's Kräftigung der Waden und der vorderen Schienbeinmuskeln. Koordination und Stabilität. Schult den Gleichgewichtssinn.

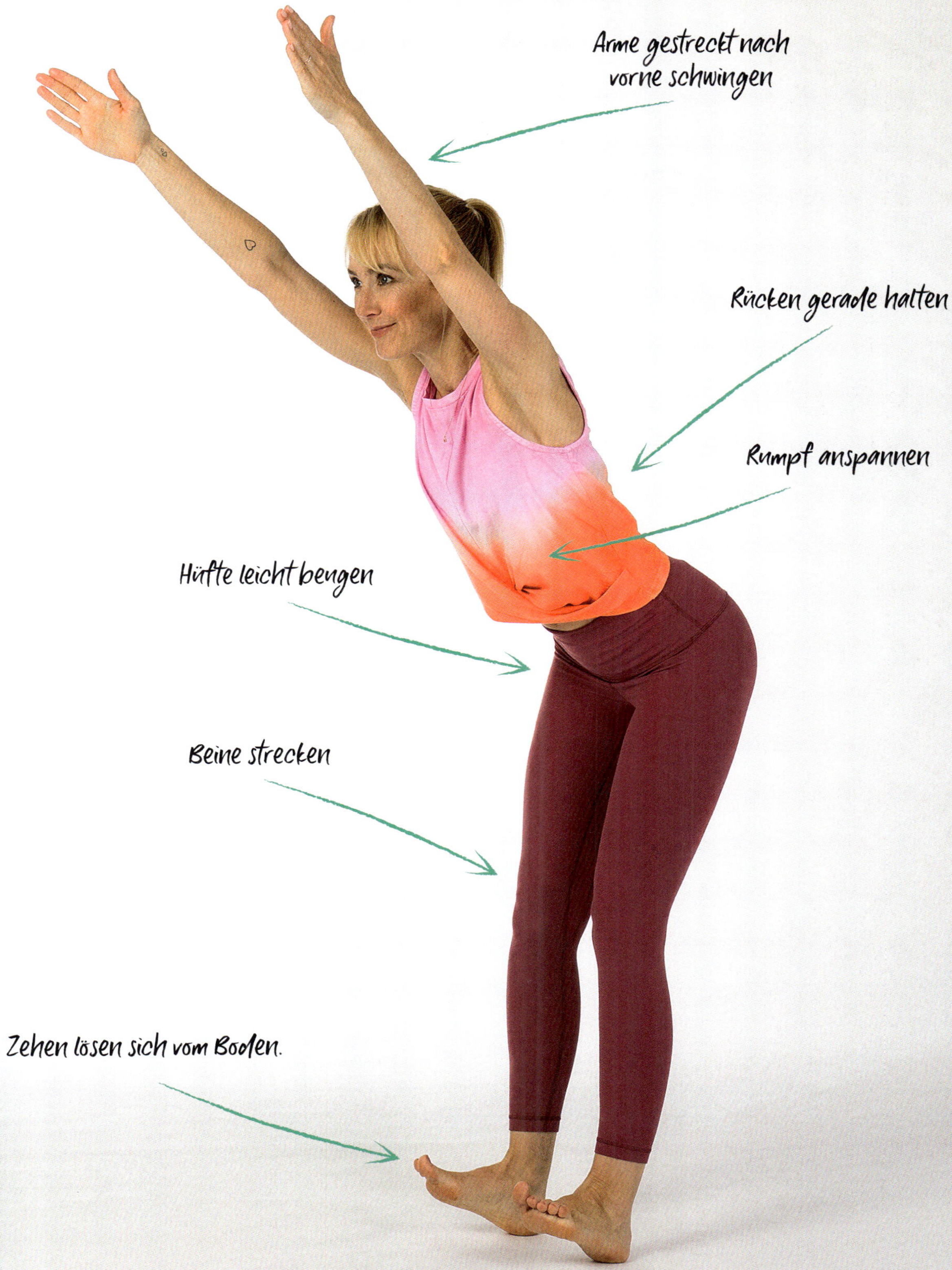
Arme gestreckt nach vorne schwingen
Rücken gerade halten
Rumpf anspannen
Hüfte leicht beugen
Beine strecken
Zehen lösen sich vom Boden.

Freie Ferse

1 Setzen Sie sich auf einen Stuhl. Stellen Sie Ihren rechten Fuß so ab, dass er mit der Außenseite der Ferse Kontakt zum Boden hat.

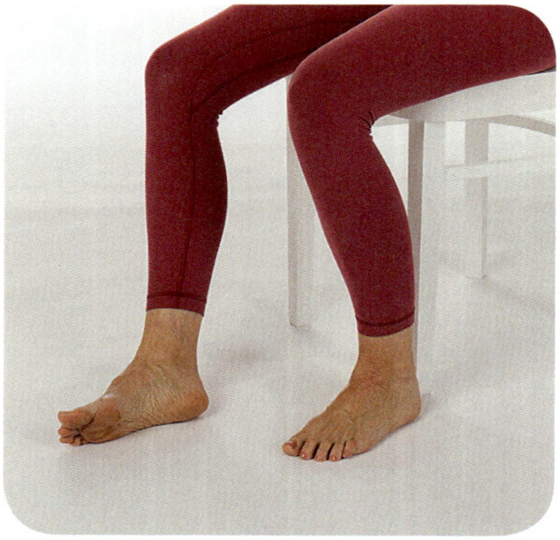

2 Ziehen Sie den Fuß mit gutem Kontakt zum Boden nach außen. Experten bezeichnen das als »schleifende Ferse«.

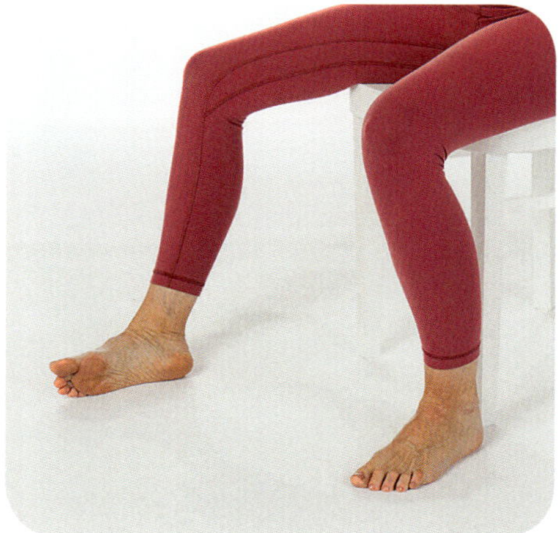

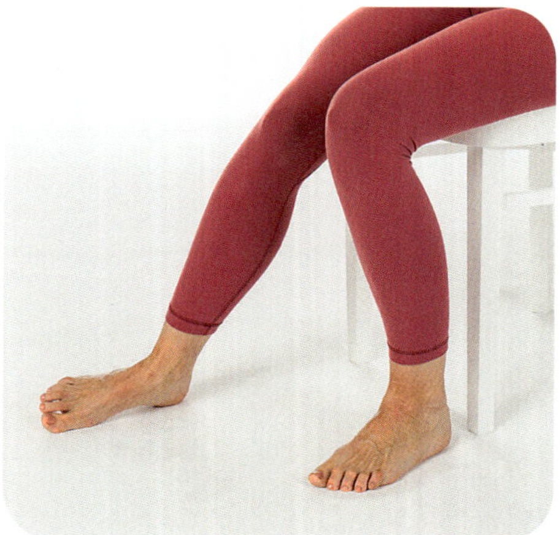

3 Nun berühren Sie den Boden mit der Ferseninnenseite und führen den Fuß zurück. Mit dem Fersenbein den schleifenden Kontakt zum Boden aufrechterhalten!

Variante: »Stop and go!« Stoppen und starten Sie die Bewegungen nach außen und innen mehrmals während des Ablaufs. So trainieren Sie Ihre Muskelkoordination.

Tipp Achten Sie darauf, welche Bewegungsrichtung sich besonders gut anfühlt. Wenn Sie diese Übung gerne machen, ist die Übung Fersenbeweglichkeit (Seite 32) eine tolle Ergänzung,

Das bringt's Ihre Fersen werden beweglicher und kommen mit unebenem Grund besser zurecht.

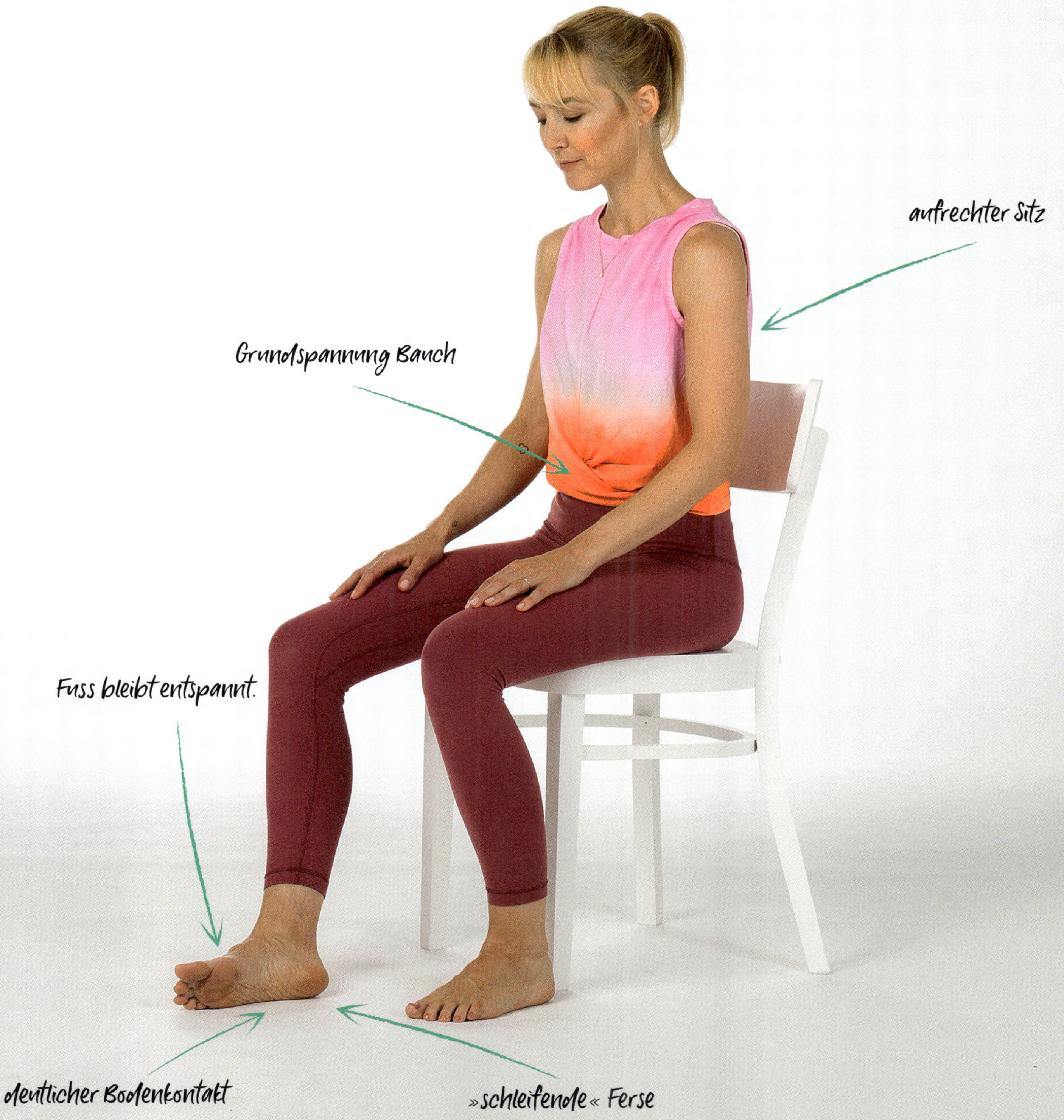
aufrechter Sitz
Grundspannung Bauch
Fuss bleibt entspannt.
deutlicher Bodenkontakt
»schleifende« Ferse

Kästchenspringen

1 Auf das linke Bein stellen, rechtes Knie, rechte Hüfte leicht anwinkeln. Rechten Fuß vom Boden abheben. Arme anwinkeln, Rumpfmuskulatur anspannen.

2 Links im Knie federn, sich kräftig abstoßen, um auf das rechte Bein zu springen, leise und geschmeidig landen, dabei mit dem gebeugten Knie etwas federn.

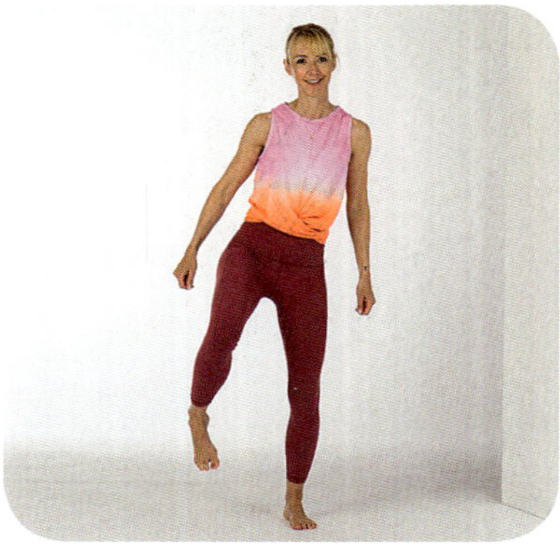

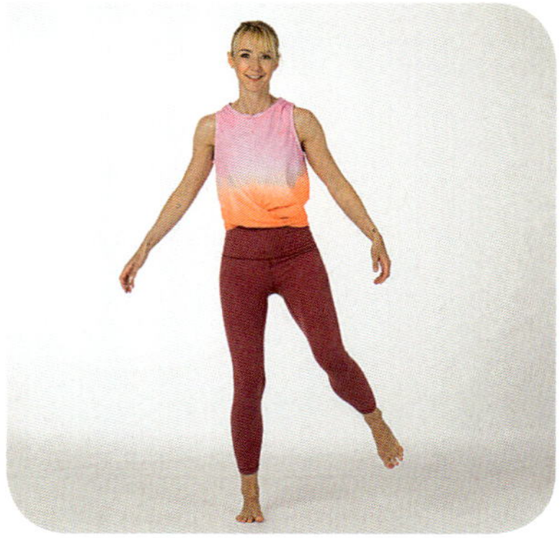

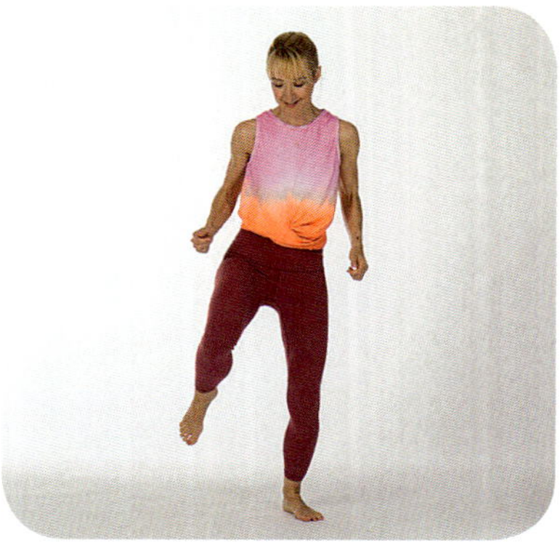

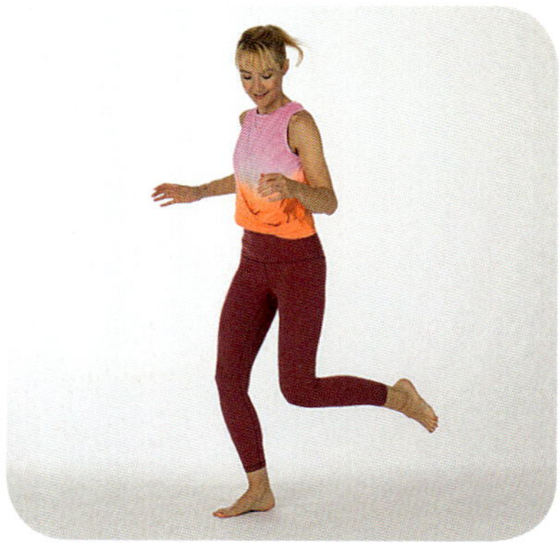

3 Das Gleichgewicht auf dem rechten Fuß ebenfalls für zwei Atemzüge halten. Anschließend springen Sie zurück. 10 Sprünge pro Seite, 2 Wiederholungen.

Variante: Mit kleinen Hüpfern anfangen. Später springen Sie höher und weiter und winkeln Sie Knie und Hüfte stärker an. Variieren Sie die Richtung.

Tipp Unbedingt barfuß trainieren – in Socken besteht Rutschgefahr! Wichtig sind eine saubere und kontrollierte Ausführung und ein sicherer Stand nach der Landung.

Das bringt's Effektives Training für die sprunggelenkstabilisierende Muskulatur. Gut für den Gleichgewichtssinn.

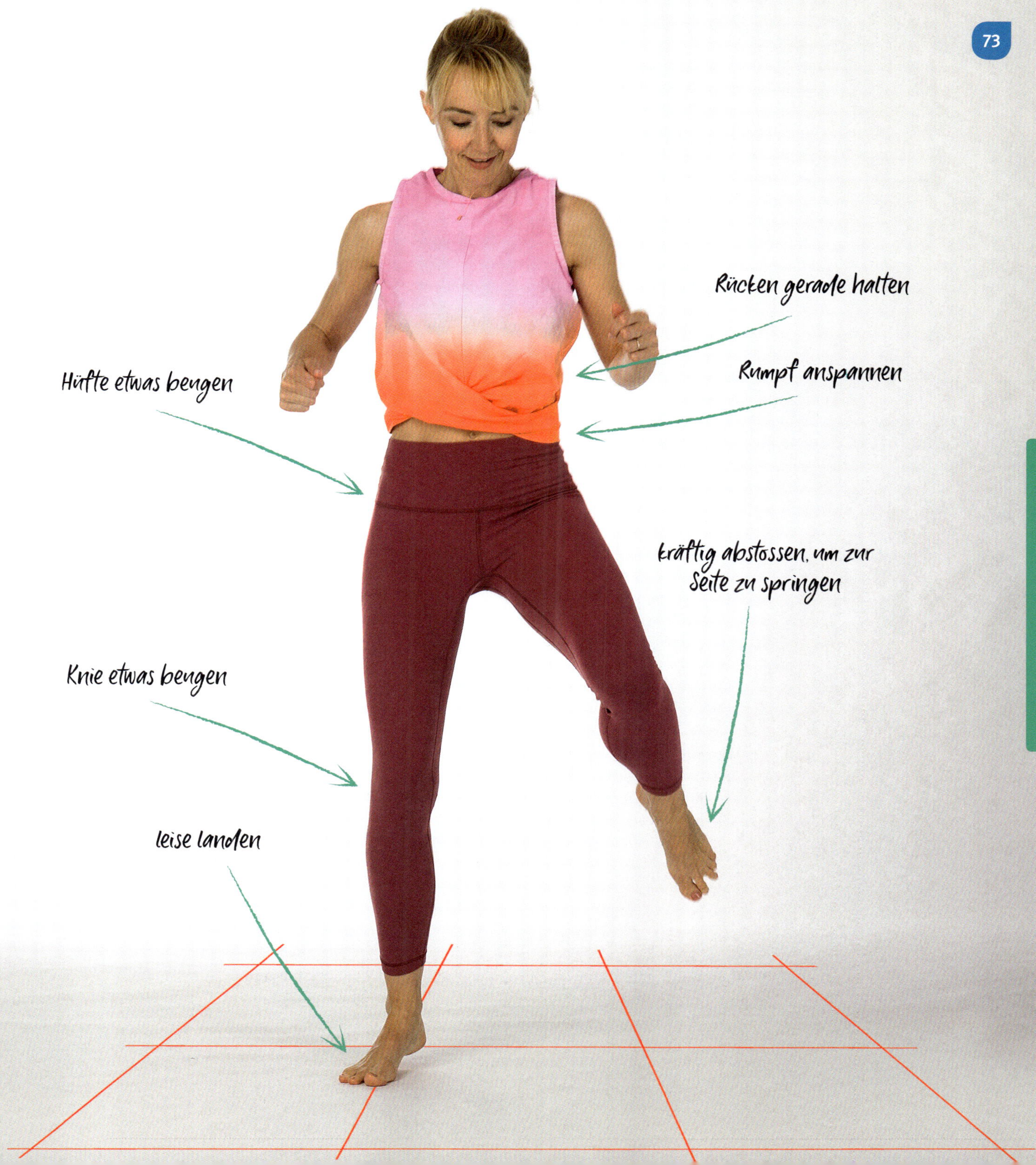
Rücken gerade halten
Hüfte etwas beugen
Rumpf anspannen
kräftig abstossen, um zur Seite zu springen
Knie etwas beugen
leise landen

Schlafwandler

1 Aufrecht stehen, Füße hintereinander, Zehen des hinteren Fußes an der Ferse des vorderen. Knie leicht gebeugt. Gewicht auf dem hinteren Fuß. Arme nach vorne.

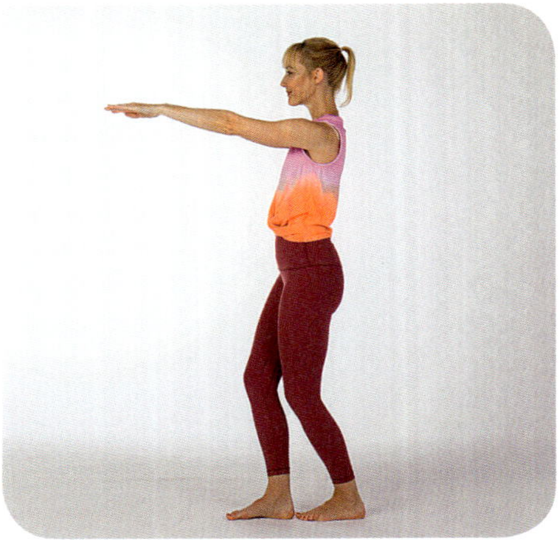

2 Stehen Sie sicher, die Augen schließen. 5 Sekunden verharren. Das Gewicht langsam auf den vorderen Fuß schieben. Auch hier 5 Sekunden bleiben.

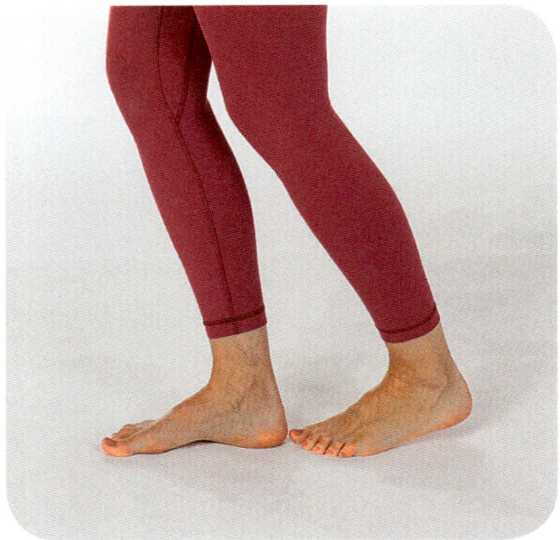

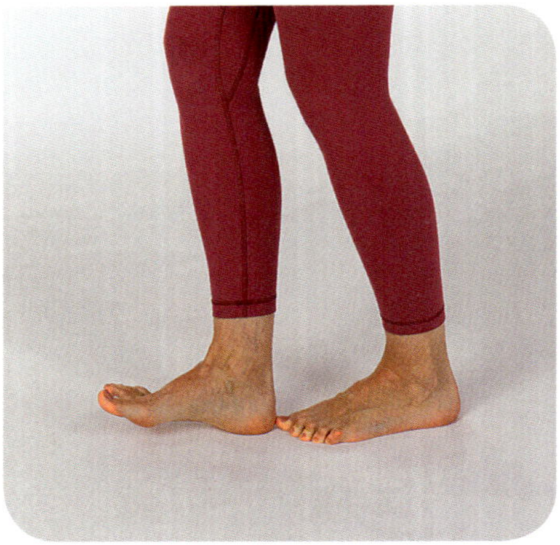

3 Nun den Körperschwerpunkt wieder nach hinten verlagern. Mit geschlossenen Augen abermals 5 Sekunden balancieren. Schieben Sie sich insgesamt 10-mal vor und zurück, dann die Stellung der Füße wechseln, so dass nun der andere Fuß vorne steht.

Tipp Falls Sie am Anfang noch etwas unsicher sind, lassen Sie die Augen einfach geöffnet. Sobald Sie sich sicherer fühlen, können Sie mit geschlossenen Augen trainieren.

Das bringt's Verbessert Ihr Gleichgewichtsgefühl. Sorgt für stabile Füße und Sprunggelenke.

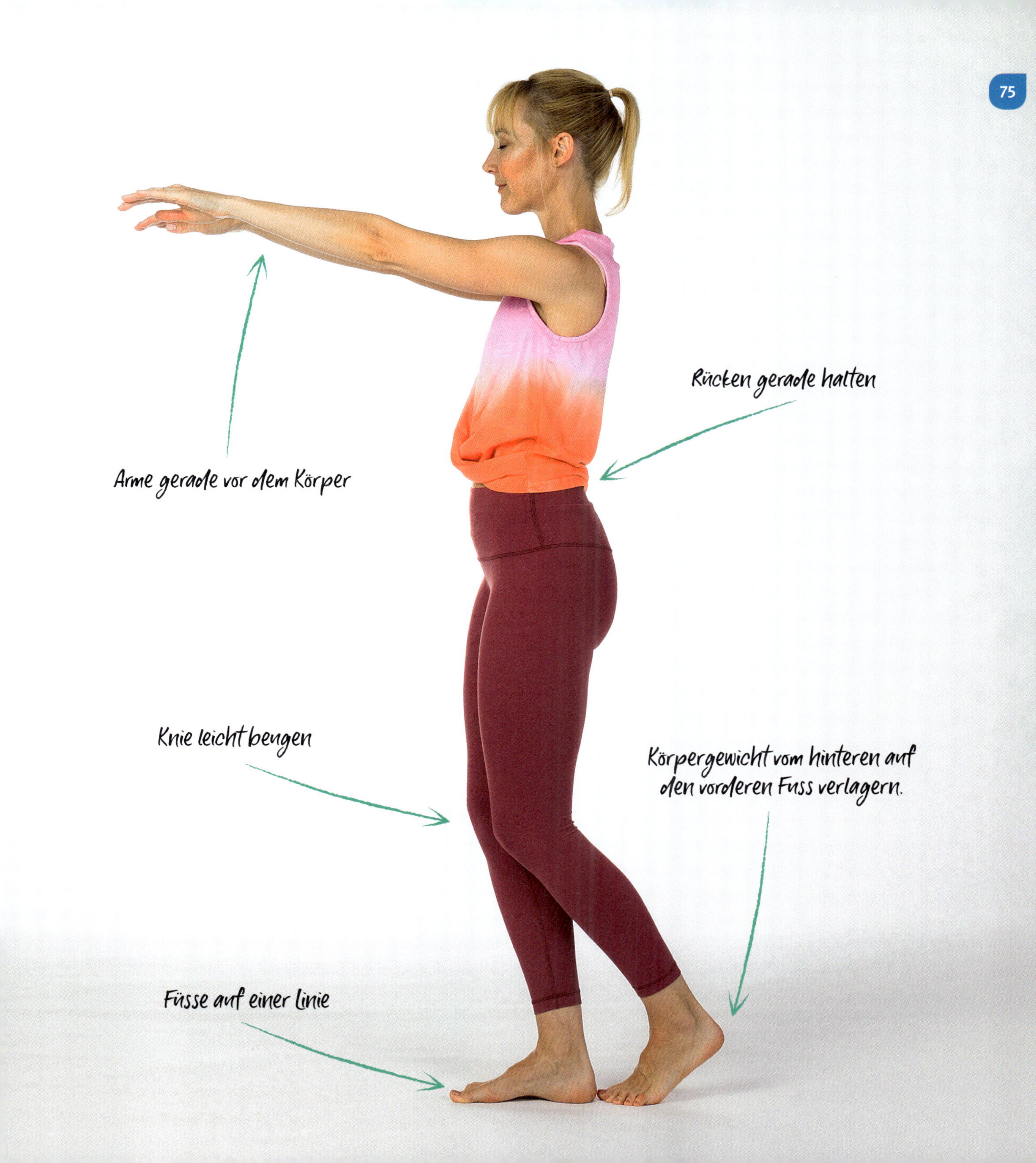
Arme gerade vor dem Körper
Rücken gerade halten
Knie leicht beugen
Körpergewicht vom hinteren auf den vorderen Fuss verlagern.
Füsse auf einer Linie

Bogenbau

1 Im Stand: Positionieren Sie den Vorfuß auf einem halbierten Tennisball oder einem Blackroll Twister®. Ihre Ferse darf Bodenkontakt haben.

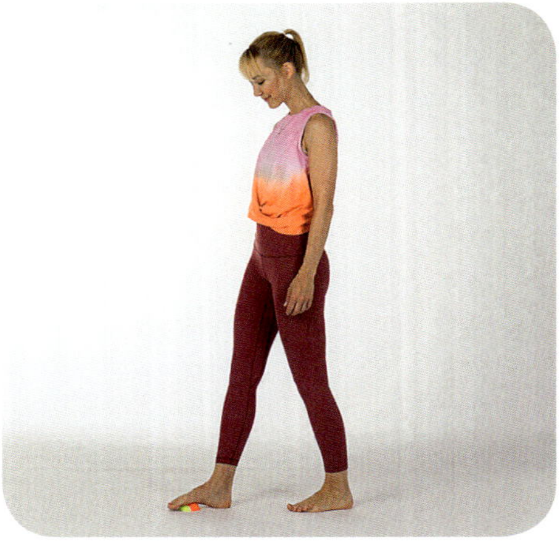

2 Ihr Vorfußbogen nimmt bestmöglichen Kontakt mit dem Ball auf. Stellen Sie sich vor, wie er sich drei tiefe Atemzüge lang weiter über dem Ball absenkt.

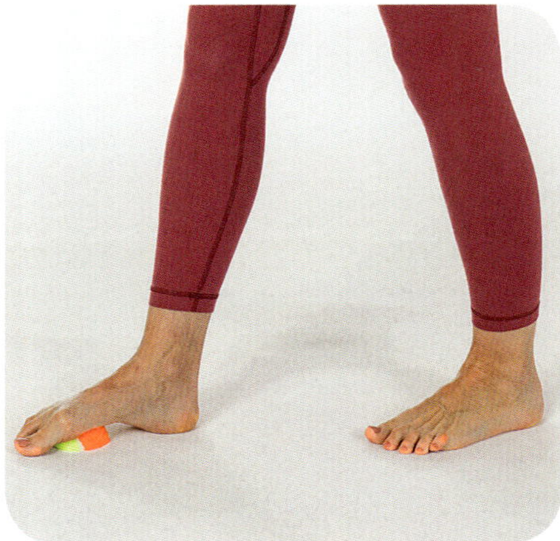

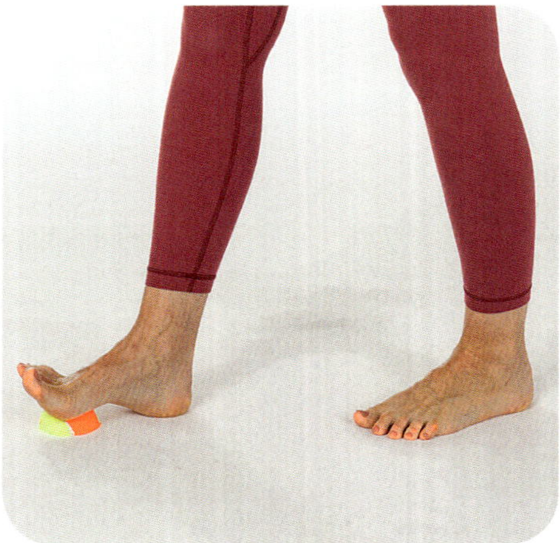

3 Nun strecken Sie die Zehen nach oben und spreizen sie weit auseinander. Danach senken Sie die Zehen wieder und wölben den Vorfußbogen noch stärker über den Ball. 3-mal 15 Wiederholungen.

Tipp Machen Sie vor und nach dieser Übung einige bewusste Schritte durch den Raum und spüren Sie dem Unterschied zwischen vorher und nachher nach.

Das bringt's Sie bringen Ihren Vorfuß in eine gesunde Form und dehnen sanft die feinen Muskeln zwischen den Mittelfußknochen.

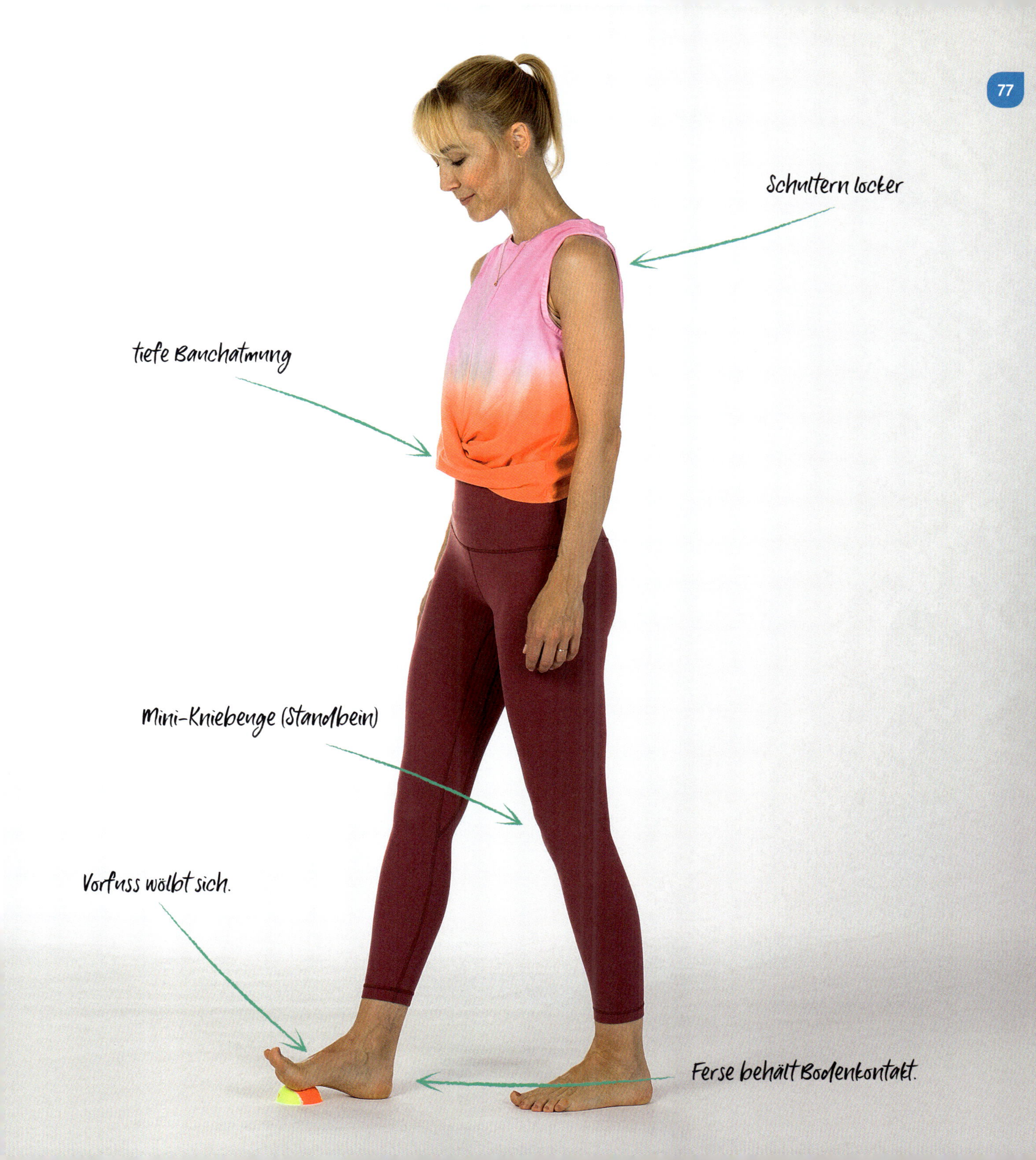
Schultern locker
tiefe Bauchatmung
Mini-Kniebenge (Standbein)
Vorfuss wölbt sich.
Ferse behält Bodenkontakt.

Krebsgang

1 Geschlossenes Trainingsband oberhalb der Knie um die Beine legen, leicht spannen. Hüftbreit mit Idealkontakt und aufrechtem Oberkörper stehen.

2 Gewicht auf das linke Bein verlagern. Heben Sie das rechte Bein zur Seite an, dehnen Sie das Band. Die Fußsohle bleibt dabei parallel zum Boden.

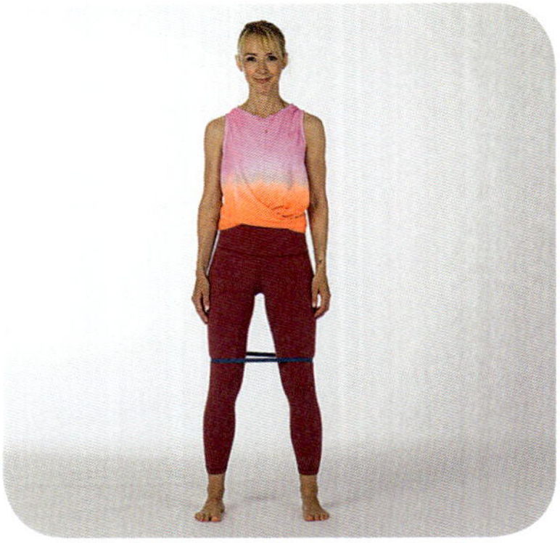

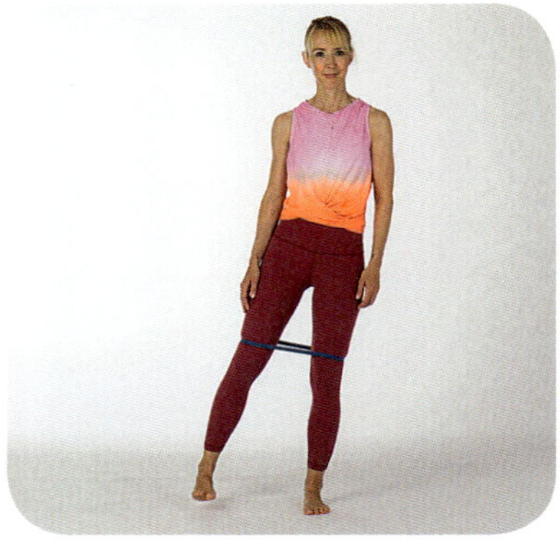

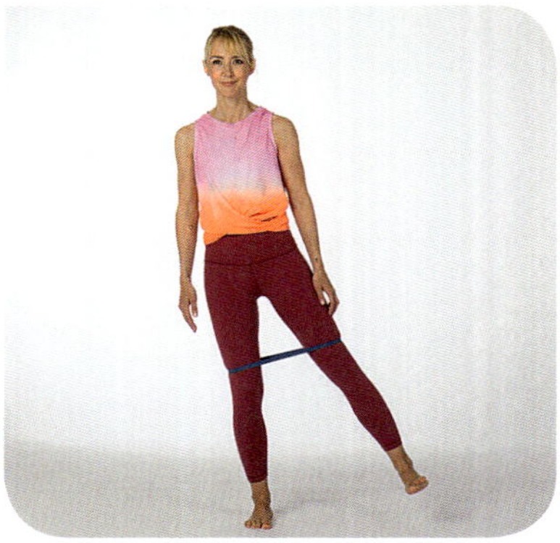

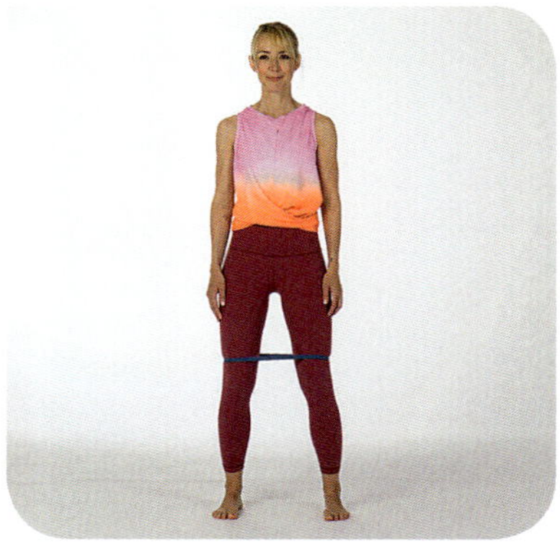

3 Rechten Fuß aufsetzen, Körper nach rechts schieben, bis der Schwerpunkt über dem Fuß ist. Stehen Sie sicher, lösen Sie den linken Fuß vom Boden.

4 Fuß nach rechts, bis in die Ausgangsposition. Das Band verliert die Spannung nicht ganz. 5 Schritte nach rechts, 5 Schritte nach links. 2-mal wiederholen.

Tipp Je nach Trainingszustand verwenden Sie unterschiedliche Bandstärken. Auf diese Weise verändern Sie den Trainingswiderstand und entsprechend den Kraftaufwand.

Das bringt's Aufrichtung des Längsgewölbes. Gute Übung bei Knick-Senkfuß. Trainiert die Hüftaußenrotatoren.

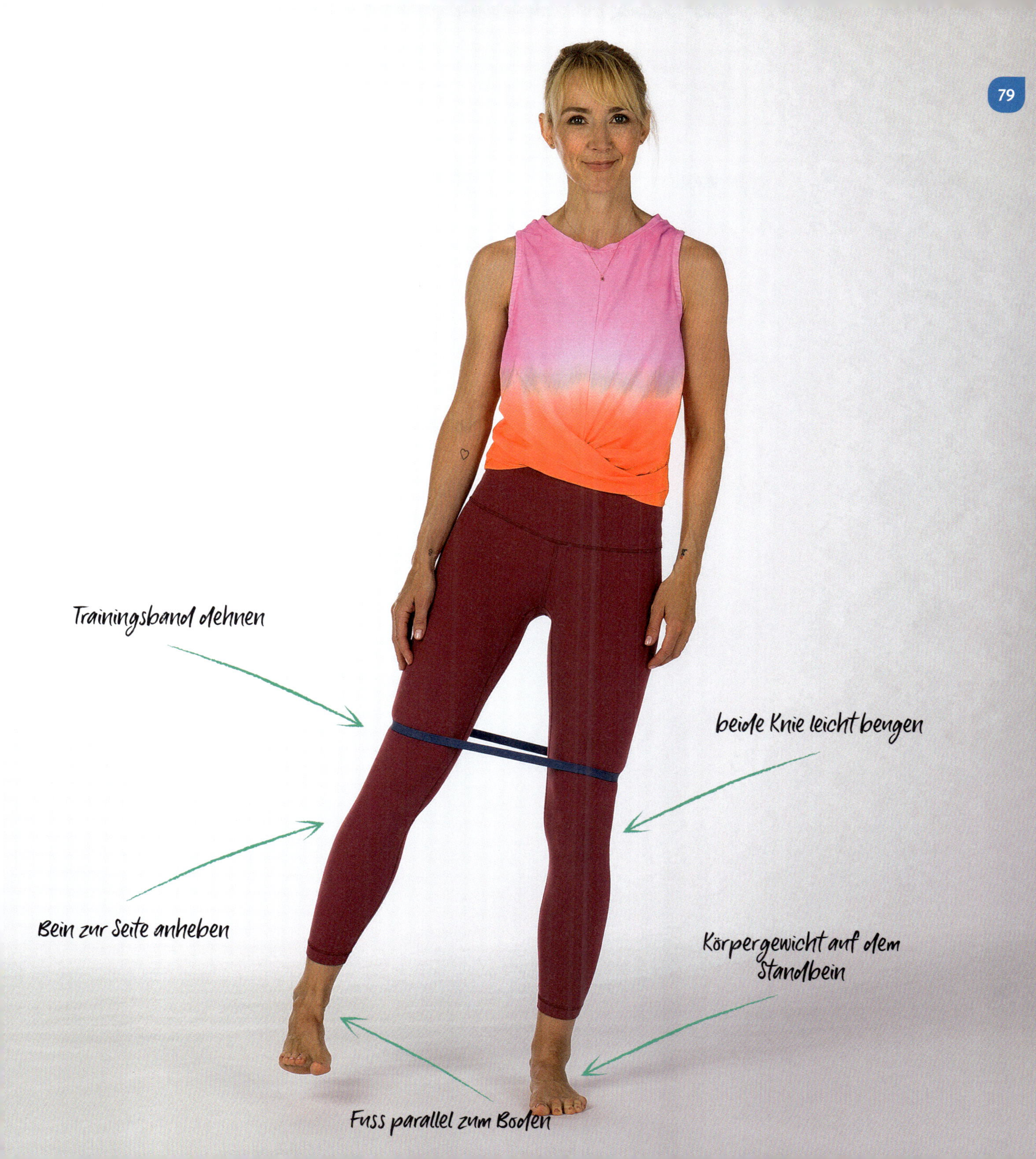
Trainingsband dehnen
beide Knie leicht beugen
Bein zur Seite anheben
Körpergewicht auf dem Standbein
Fuss parallel zum Boden

Fussverschrauber

1 Seitlage. Oberes Bein liegt vorne, Hüfte, Knie sind im rechten Winkel. Unterer Arm ist angewinkelt unter dem Kopf. Die andere Hand stützt vor dem Körper.

2 Die Innenkante des vorderen Fußes hat deutlichen Kontakt zum Boden. Sie spreizen das Knie des oberen Beines ab, bis der ganze Fuß aufliegt.

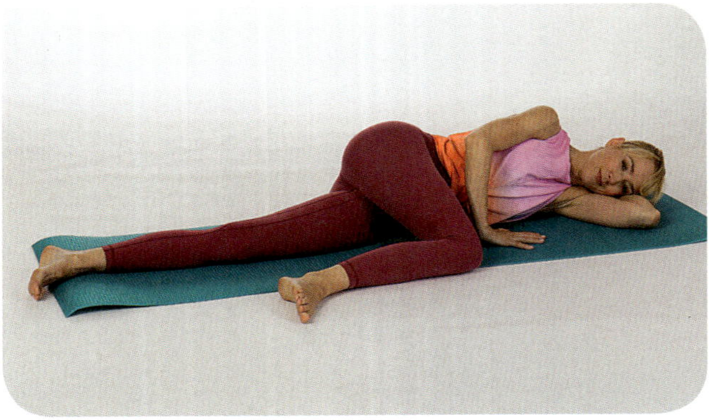

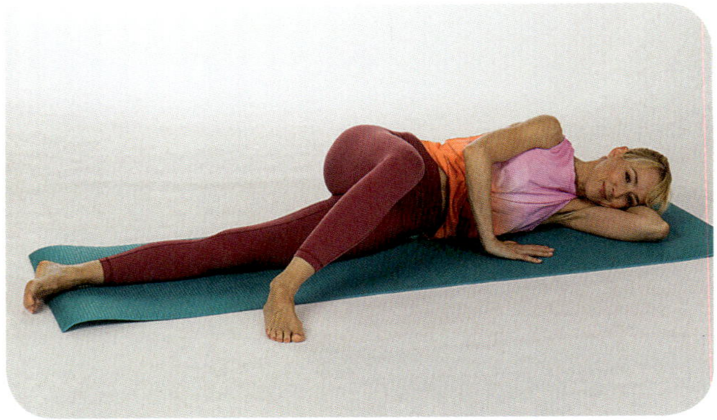

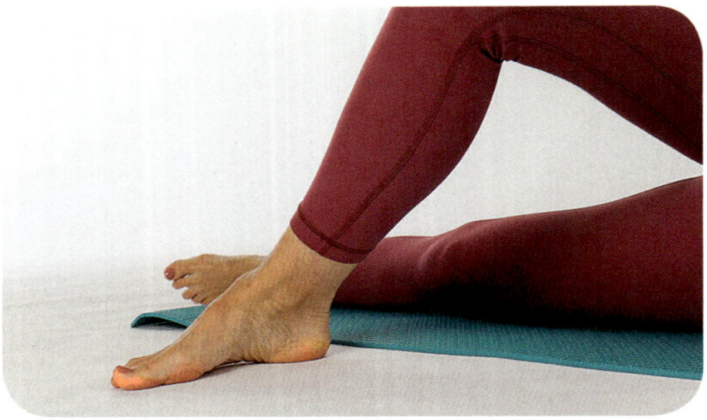

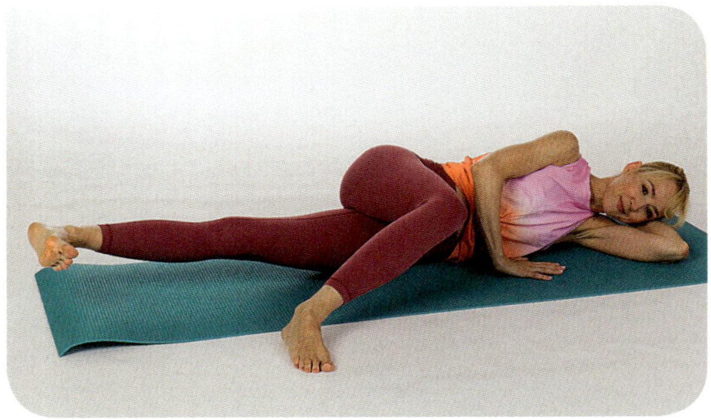

3 Am Schluss sollen Ferse, Großzehen- und Kleinzehenballen deutlichen Kontakt zum Boden haben. Das Längsgewölbe bildet einen Bogen. 3-mal 15 Wiederholungen.

Variante: Halten Sie die Position 3 und heben Sie das untere gestreckte Bein 15-mal an, um noch die Schenkelanspreizer (Adduktoren) zu kräftigen.

Tipp Bitte achten Sie bei dieser anspruchsvollen Übung stets auf eine saubere Ausführung. Nicht zu früh steigern.

Das bringt's Tollen Fuß-Boden-Kontakt. Starke Gesäßmuskeln und in der Variante starke Adduktoren.

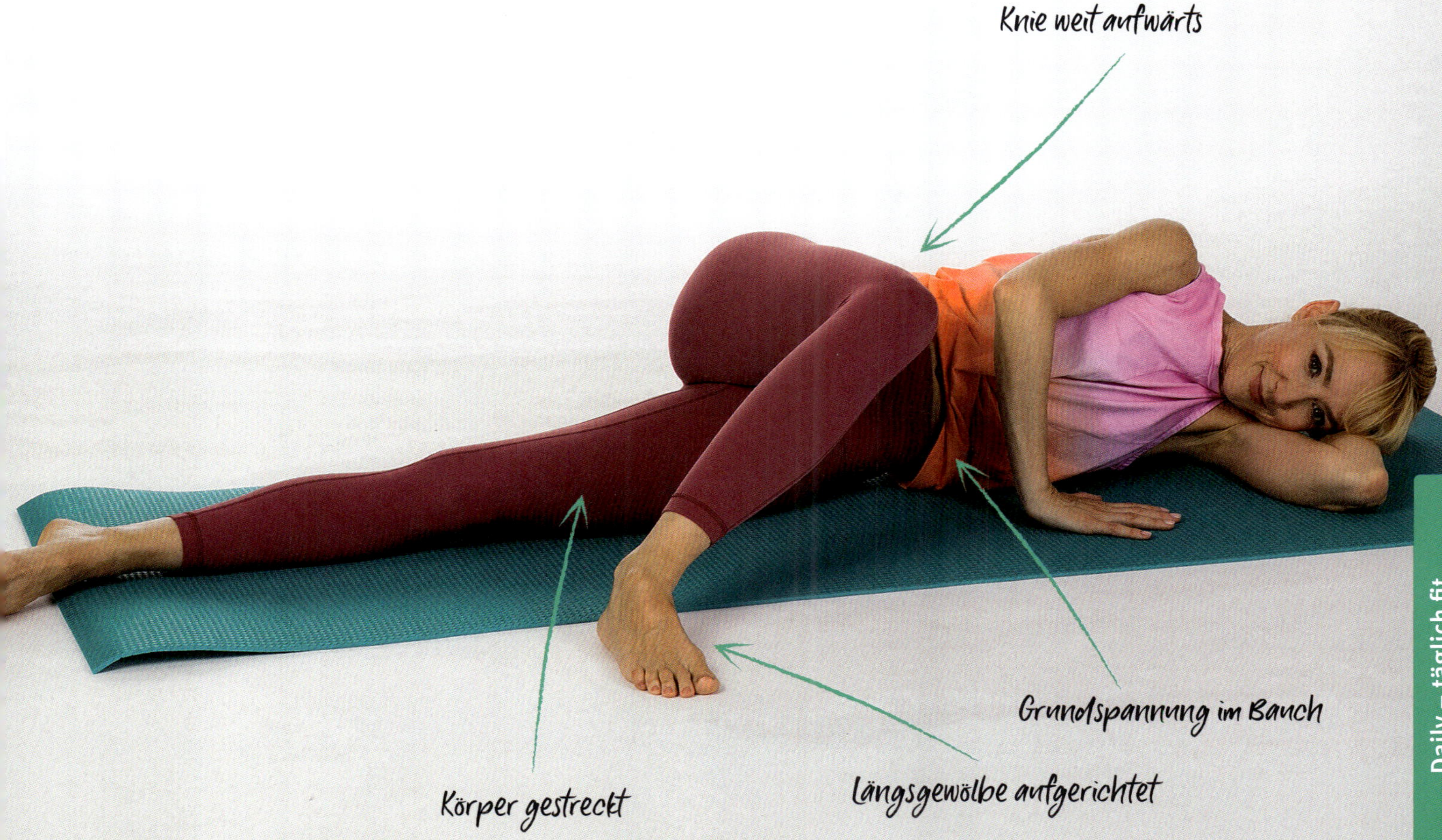
Knie weit aufwärts
Grundspannung im Bauch
Längsgewölbe aufgerichtet
Körper gestreckt

Lange Zehen

1 Im Sitz legen Sie einen Unterschenkel über das andere Bein. Greifen Sie mit Daumen und Zeigefinger einen der kleinen Zehen. Sanft beugen und strecken.

2 Fällt Ihnen in einer Richtung eine angenehme Dehnung auf? Sind alle Zehen gleich beweglich? Wie stehen sie in Ruhe zueinander? Sind manche gekrümmter?

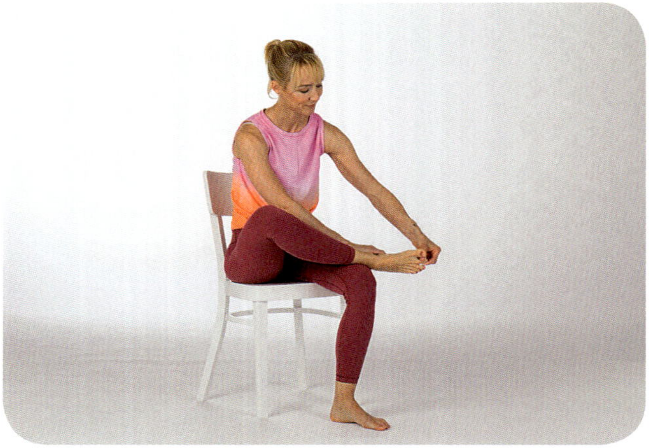

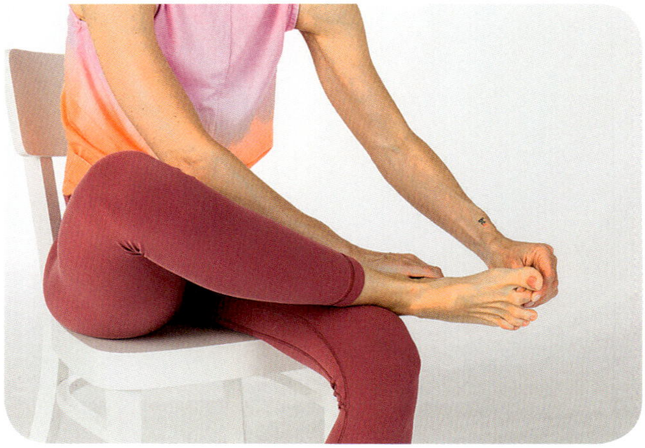

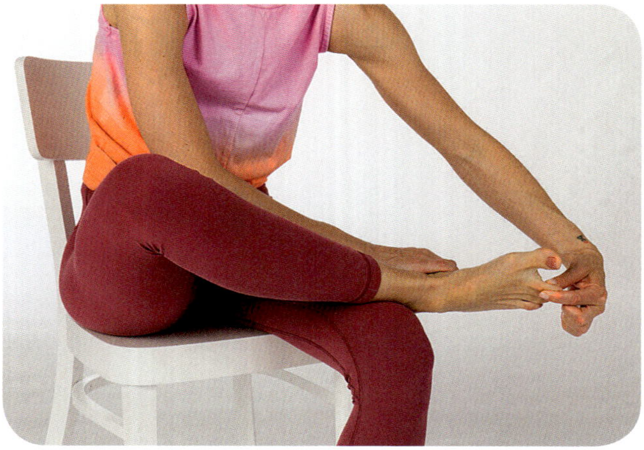

3 Machen Sie diese Übung auch mit seitlichen Bewegungen und gehen Sie hierbei immer zart mit diesen kleinen, aber wichtigen Helfern Ihrer Füße um.

Variante: Zehe für 8 bis 12 tiefe Atemzüge in einer angenehmen Dehnung halten oder ganz leicht in ihre Verlängerung ziehen.

Tipp Immer schön sanft mit den Kleinen umgehen! Lieber sanft und dafür öfter üben.

Das bringt's Die kleinen Zehen leisten wichtige Dienste und haben Aufmerksamkeit verdient. So beugen Sie Fehlstellungen vor, entlasten die Gelenke und machen sie wieder beweglicher.

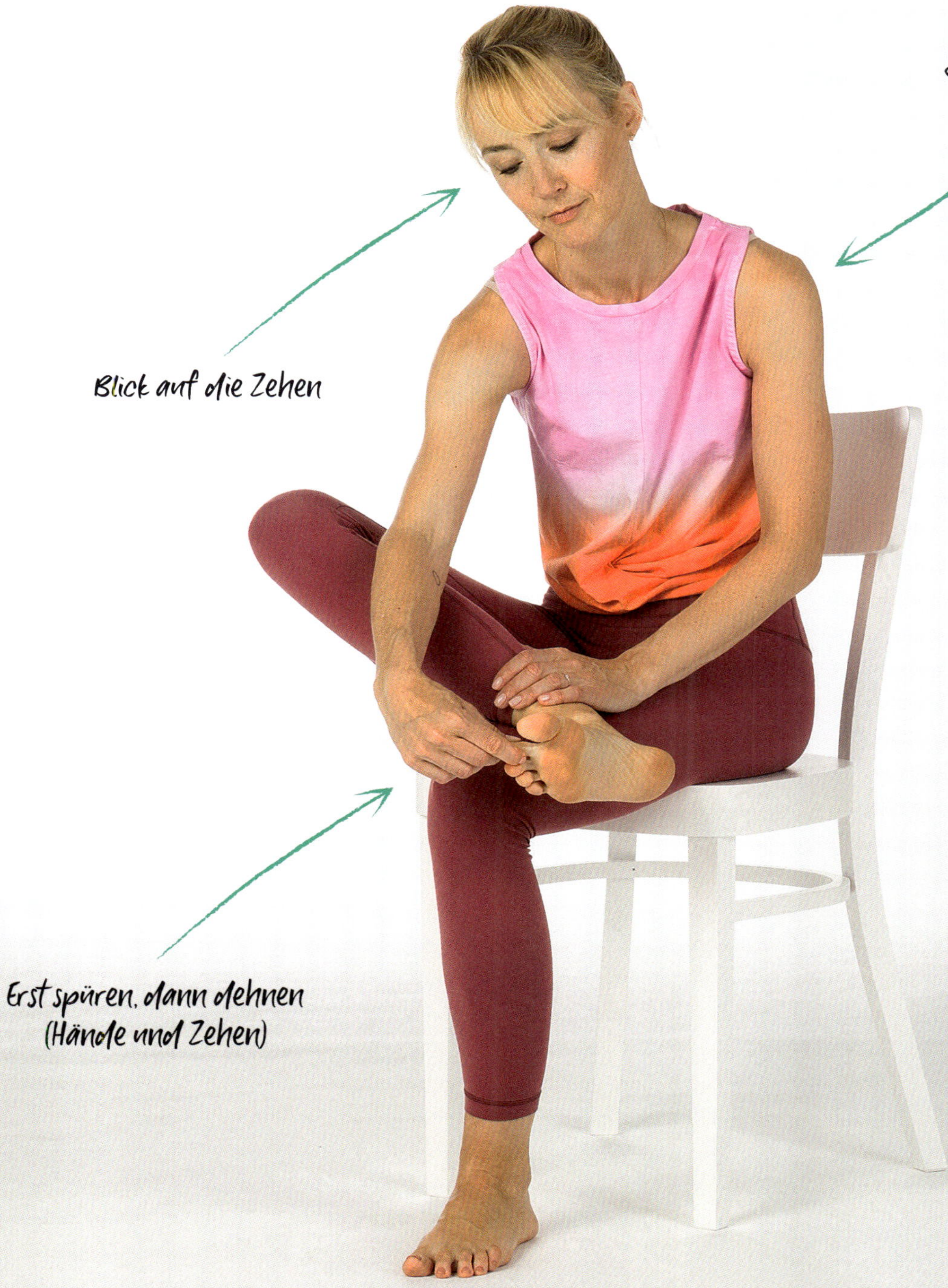
Schultern entspannt
Blick auf die Zehen
Erst spüren, dann dehnen
(Hände und Zehen)

Tippel-Tango

1 Etwas mehr als hüftweiter Stand. Fersen leicht abheben. Mit leicht federnden Auf- und Ab-Bewegungen starten. 20 Sekunden auf den Vorfüßen wippen.

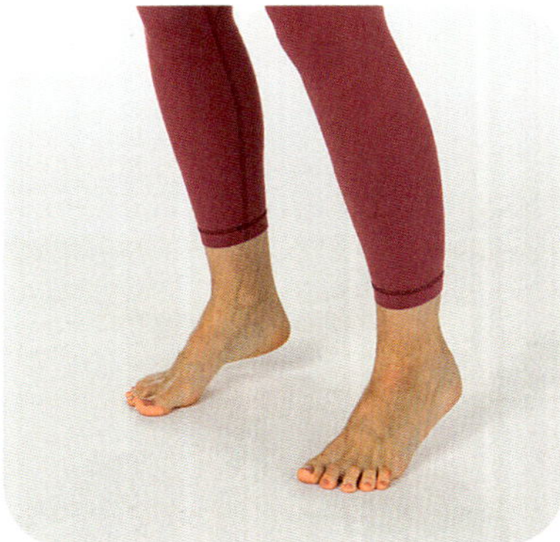

2 Tänzeln Sie wie ein Boxer in alle Richtungen. Den ganzen Körper mit einbringen! Schlagen Sie mit Fäusten in die Luft, kleine Rumpfbewegungen.

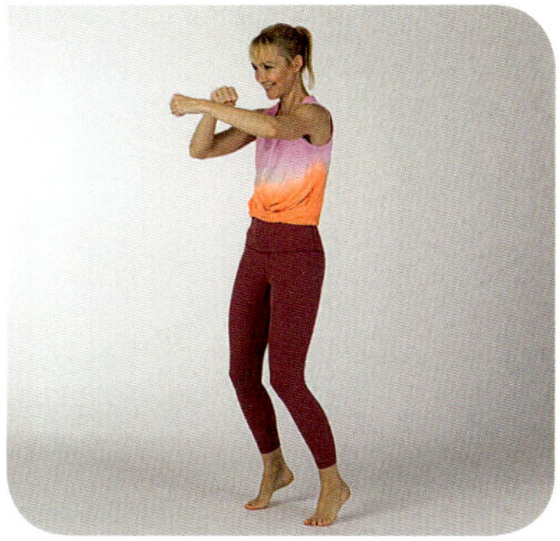

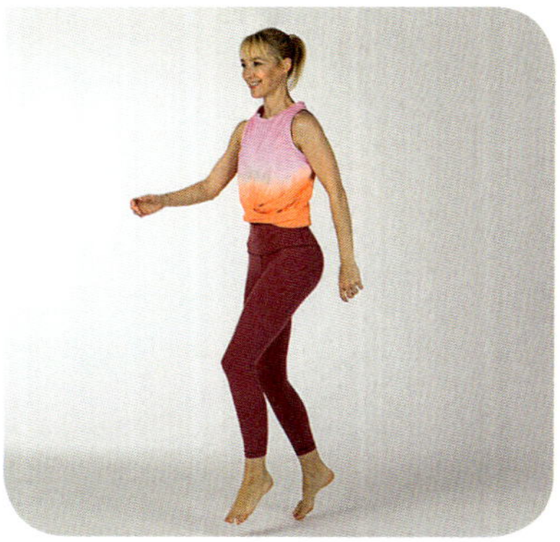

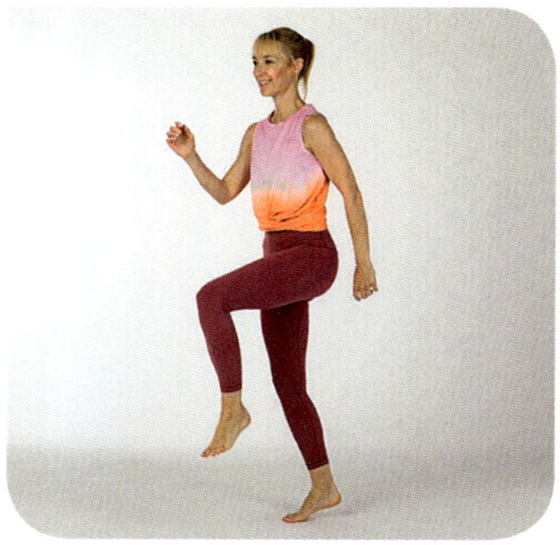

3 Heben Sie zwischendurch ein Bein stärker an, und machen Sie 2 bis 3 kleine Hüpfer auf jeweils einem Fuß auf der Stelle. Für 20 Sekunden.

Variante: Wenn Sie sich in Stufe 3 sicher fühlen, können Sie kleine Einbeinsprünge nach vorne und hinten und zur Seite ausführen.

Tipp Achten Sie trotz der Action auf die Signale Ihres Körpers. Bei Unsicherheit oder Schmerz wählen Sie die leichtere Belastungsstufe und kürzen die Belastungsphasen auf 10 bis 15 Sekunden.

Das bringt's Diese lebhafte Übung bringt starke Waden und stabile Sprunggelenke. Gönnen Sie sich und Ihrem Kreislauf eine kleine Extra-Anregung.

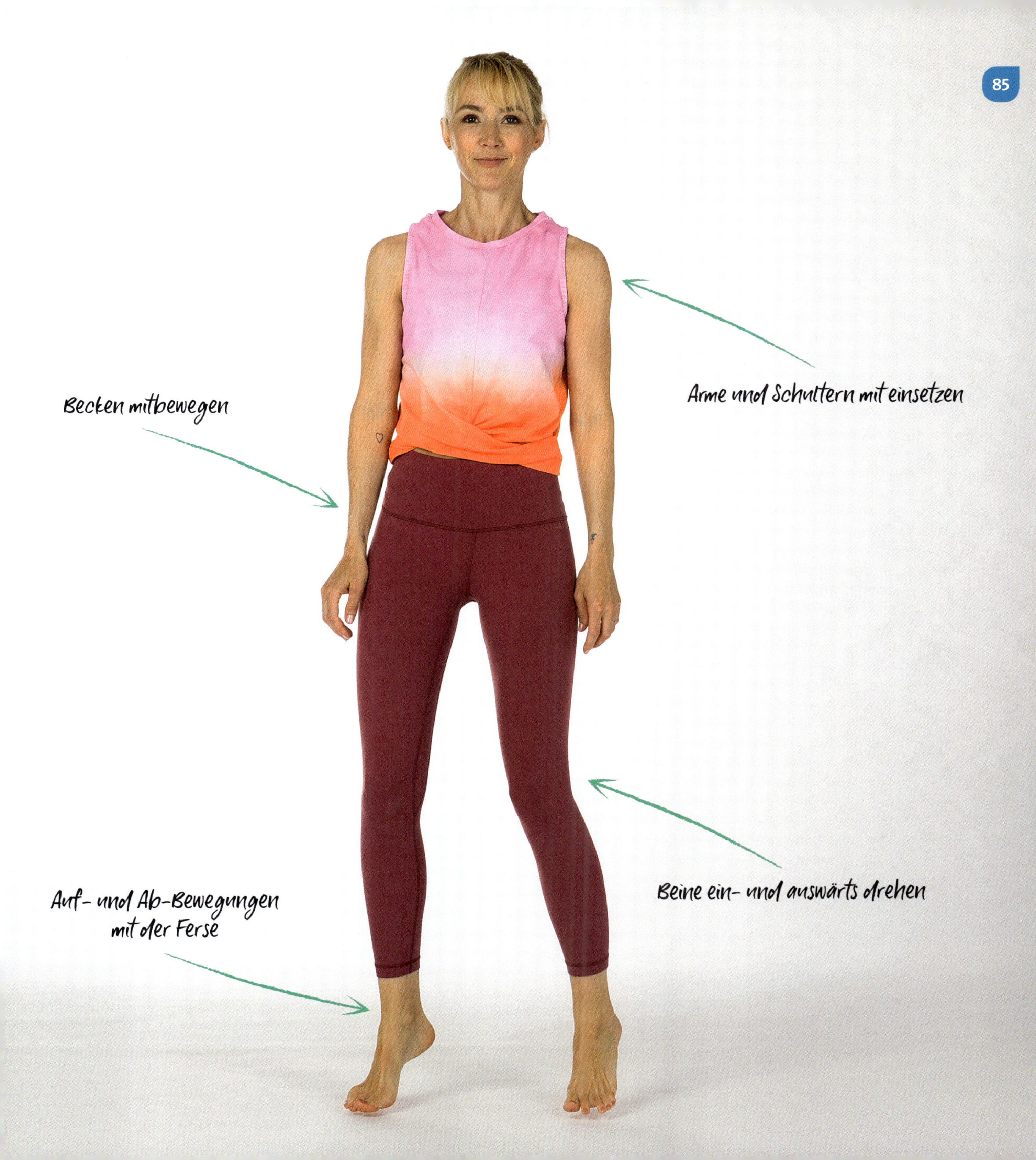
Arme und Schultern mit einsetzen
Becken mitbewegen
Beine ein- und auswärts drehen
Auf- und Ab-Bewegungen mit der Ferse

Durchgedrehter Flamingo

1 Fester Einbeinstand auf dem linken Bein. Rechtes Bein leicht gebeugt. Das rechte Bein ist etwas angehoben, kleine Kreisbewegungen mit der Fußspitze.

2 Oberkörper über das Standbein zur Seite verlagern. Arme weit über den Kopf strecken. Rechtes Bein zur Seite strecken, Kreisbewegungen fortsetzen.

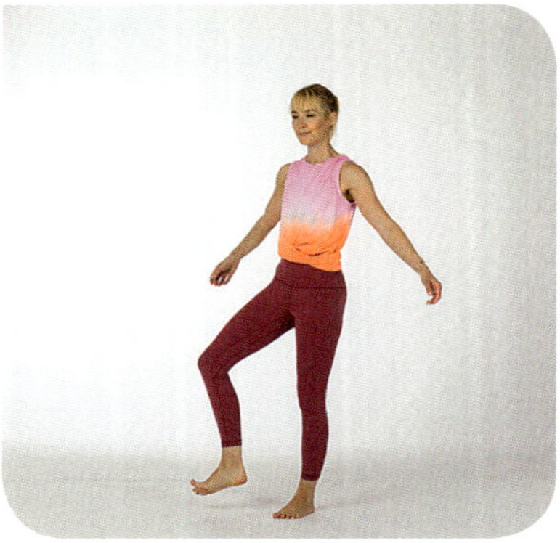

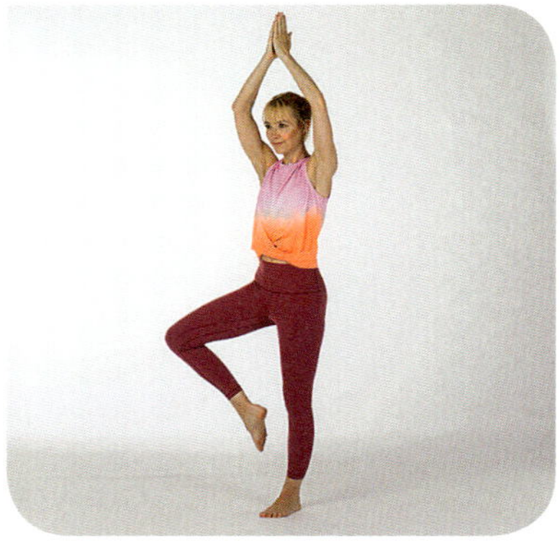

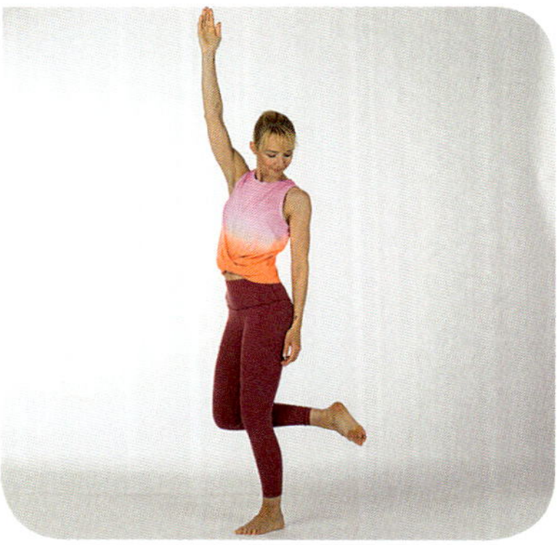

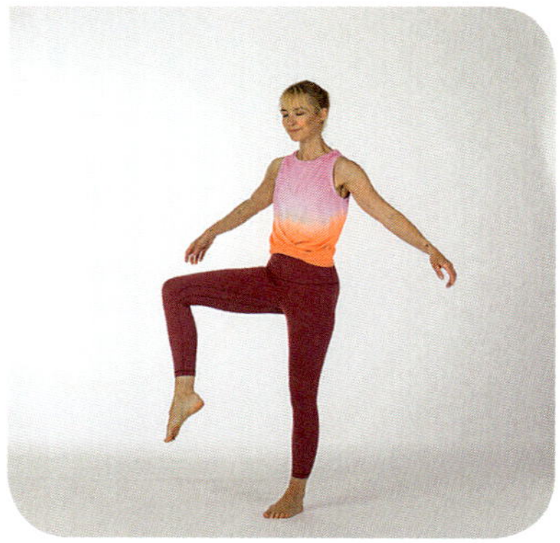

3 Rechtes Bein so weit seitlich hinter das linke führen, dass Sie es sehen. Rechten Arm hochstrecken. Blick zum hinteren Fuß, Kreisbewegungen fortsetzen.

Variante: Schließen Sie während der Übung Ihre Augen und bleiben Sie dabei im Gleichgewicht.

Tipp Halten Sie eine sanfte Grundspannung im Bauch. Vergessen Sie aber nicht, weiterzuatmen!

Das bringt's Das Sprunggelenk des Standbeins wird stabilisiert, das des Spielbeins mobilisiert. Sie trainieren Ihren Gleichgewichtssinn. Das gibt Trittsicherheit in allen Lebenslagen.

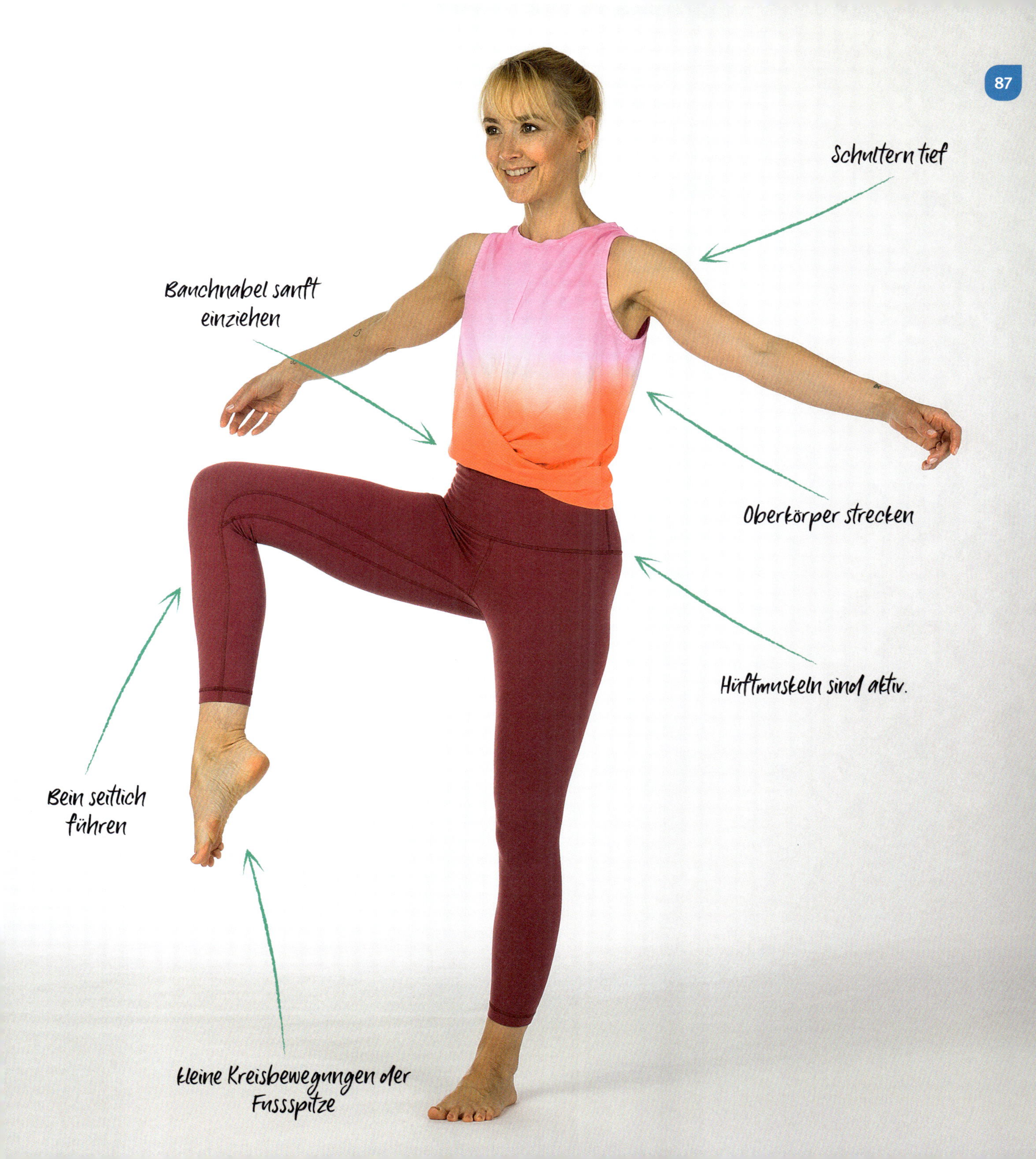
Schultern tief
Bauchnabel sanft einziehen
Oberkörper strecken
Hüftmuskeln sind aktiv.
Bein seitlich führen
kleine Kreisbewegungen der Fussspitze

Schwankende Planke

1 Im Vierfüßlerstand, das linke Bein strecken. Die Fußspitze aufstellen, Körper 20-mal sanft vor- und zurückverlagern. Spüren Sie die Abrollbewegungen im Fuß.

2 Nun den rechten Arm neben dem Kopf weit nach vorne ausstrecken. Wieder 20 feine Vor- und Rückverlagerungen ausführen.

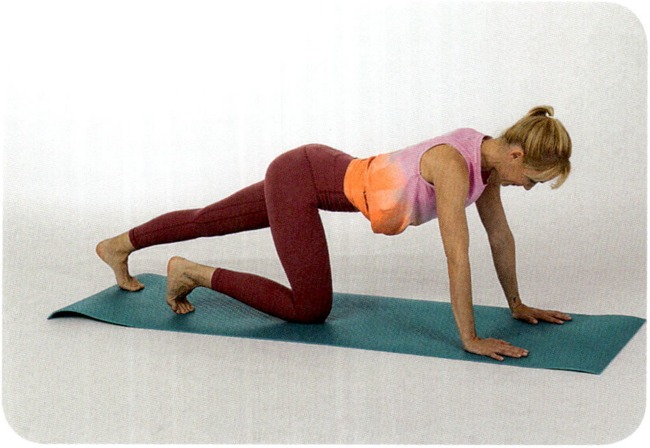

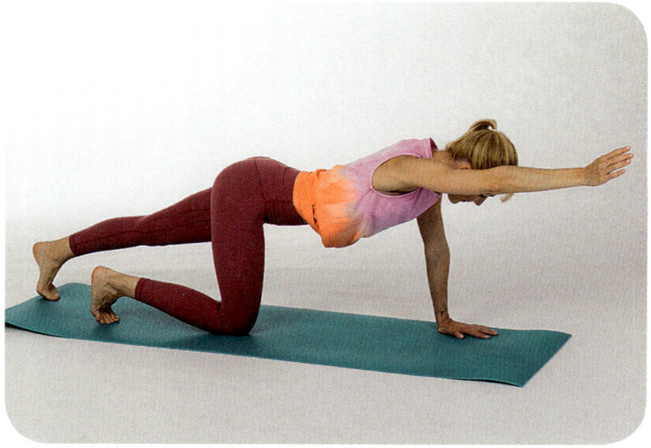

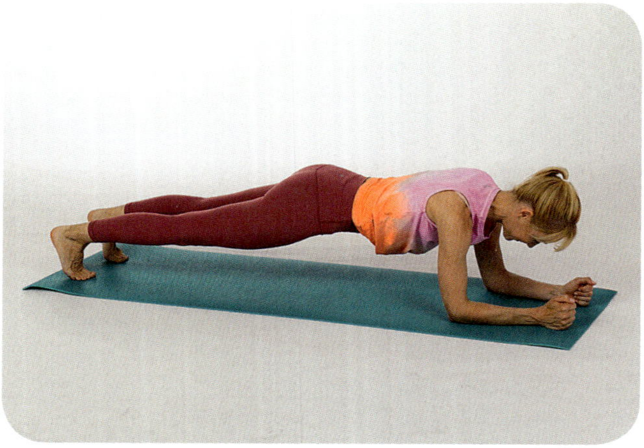

3 Gehen Sie in die gestreckte Planke. Die Unterarme geben deutlichen Druck in den Boden, das Becken bleibt tief. Auch in dieser Position den Körper 20-mal in kleinen Bewegungen kopf- und fußwärts verlagern.

Tipp Seien Sie für diese Übung stets gut aufgewärmt. Nutzen Sie die beiden ersten Positionen zur Wahrnehmung. Führen Sie Schritt drei nur aus, wenn sich die Füße richtig fit anfühlen.

Das bringt's Bewegliche Zehen und zusätzlich kräftige Schultern. Im dritten Übungsschritt werden auch die Bauchmuskeln ordentlich gefordert.

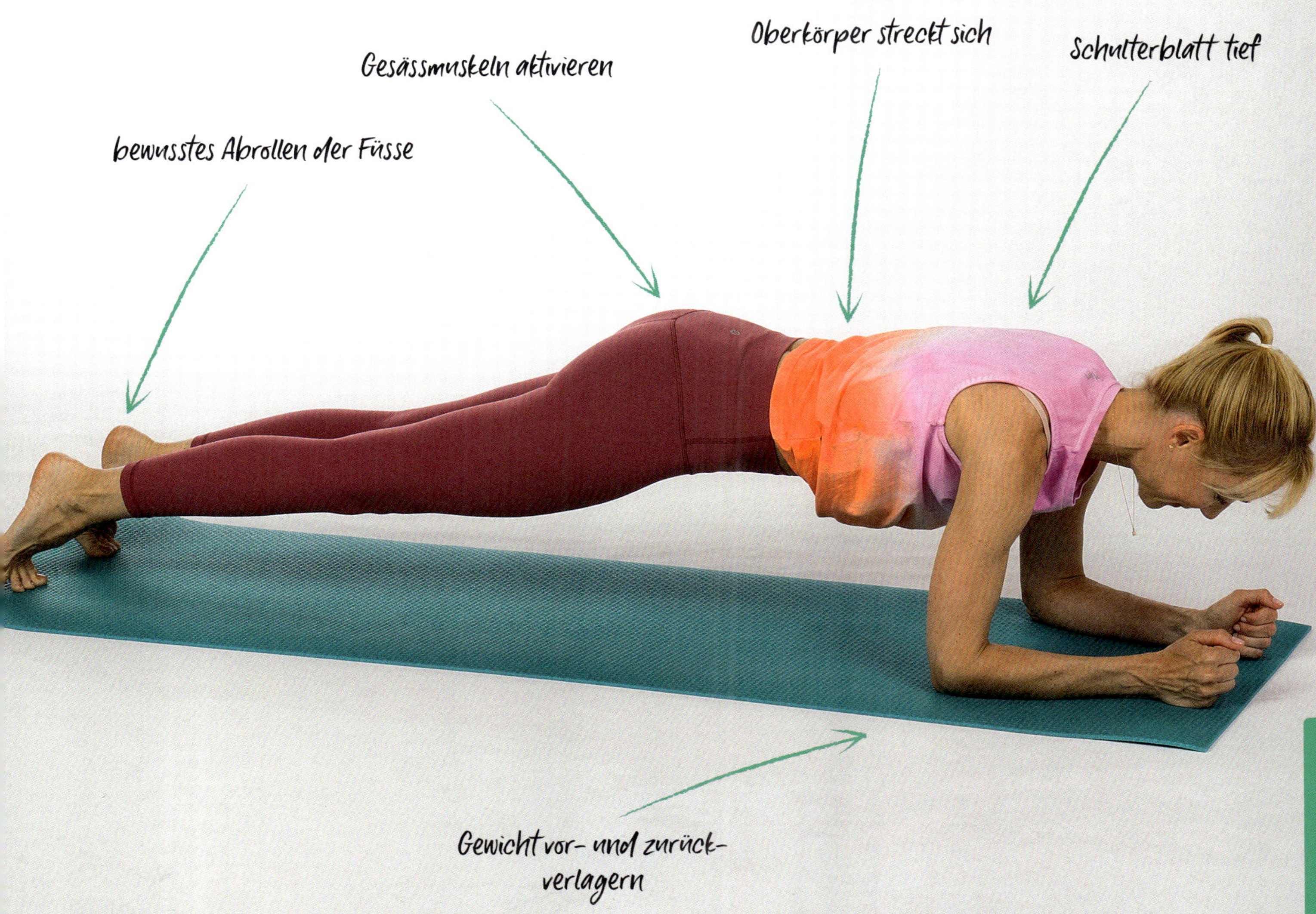
Gesässmuskeln aktivieren
Oberkörper streckt sich
Schulterblatt tief
bewusstes Abrollen der Füsse
Gewicht vor- und zurück-
verlagern

Spitzen-Kniebenge

1 Etwas mehr als hüftweiter Stand. Körpergewicht gleichmäßig auf die Füße verteilen. Oberkörper strecken, Schultern sinken entspannt nach unten.

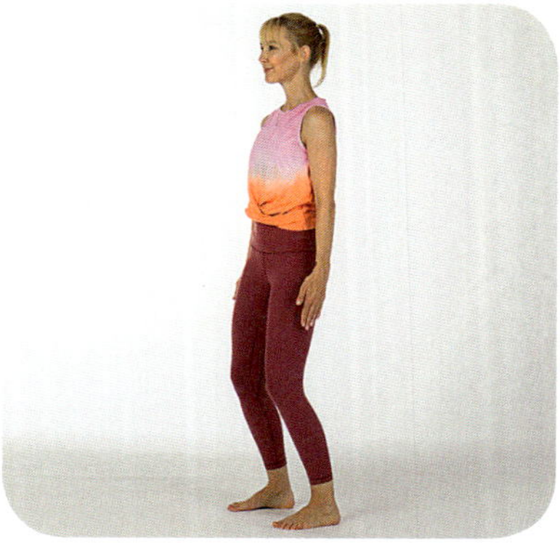

2 Die Arme vor dem Oberkörper kreuzen, in eine leichte Kniebeuge gehen. Verlagern Sie dabei den Oberkörper gestreckt nach vorne.

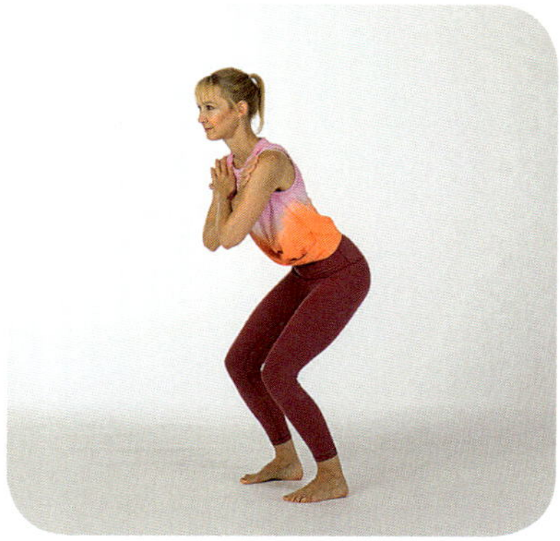

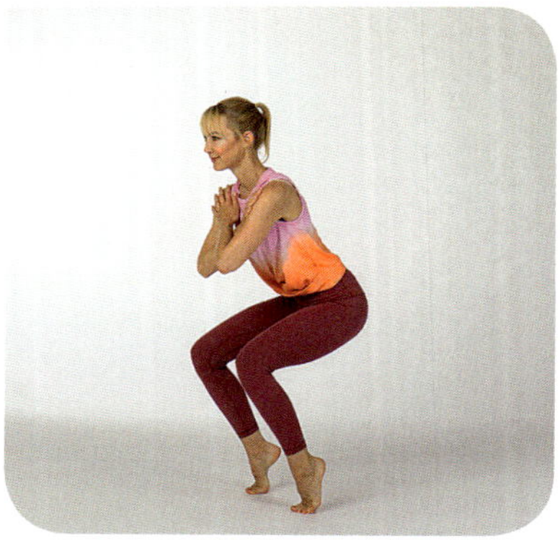

3 Fersen abheben. Gleichgewicht halten, 3 Sekunden in der Kniebeuge bleiben. Fersen wieder senken, Knie strecken. 15 Wiederholungen, 3 Durchgänge.

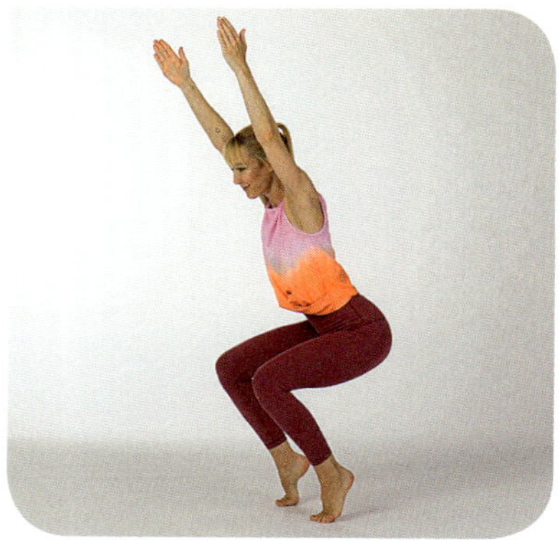

Variante: Während der Kniebeuge die Arme in einer fließenden Bewegung gestreckt zur Decke führen und wieder senken, wenn Sie zurück in den Stand gehen.

Tipp Lassen Sie die Bewegung mit zunehmender Sicherheit immer flüssiger werden. So kommen Sie besser in einen Übungsflow.

Das bringt's Ihre Oberschenkel und Gesäßmuskeln werden gestärkt. Der Zehenstand verleiht straffe Waden. Ganz nebenbei verbessern Sie Ihr Gleichgewicht.

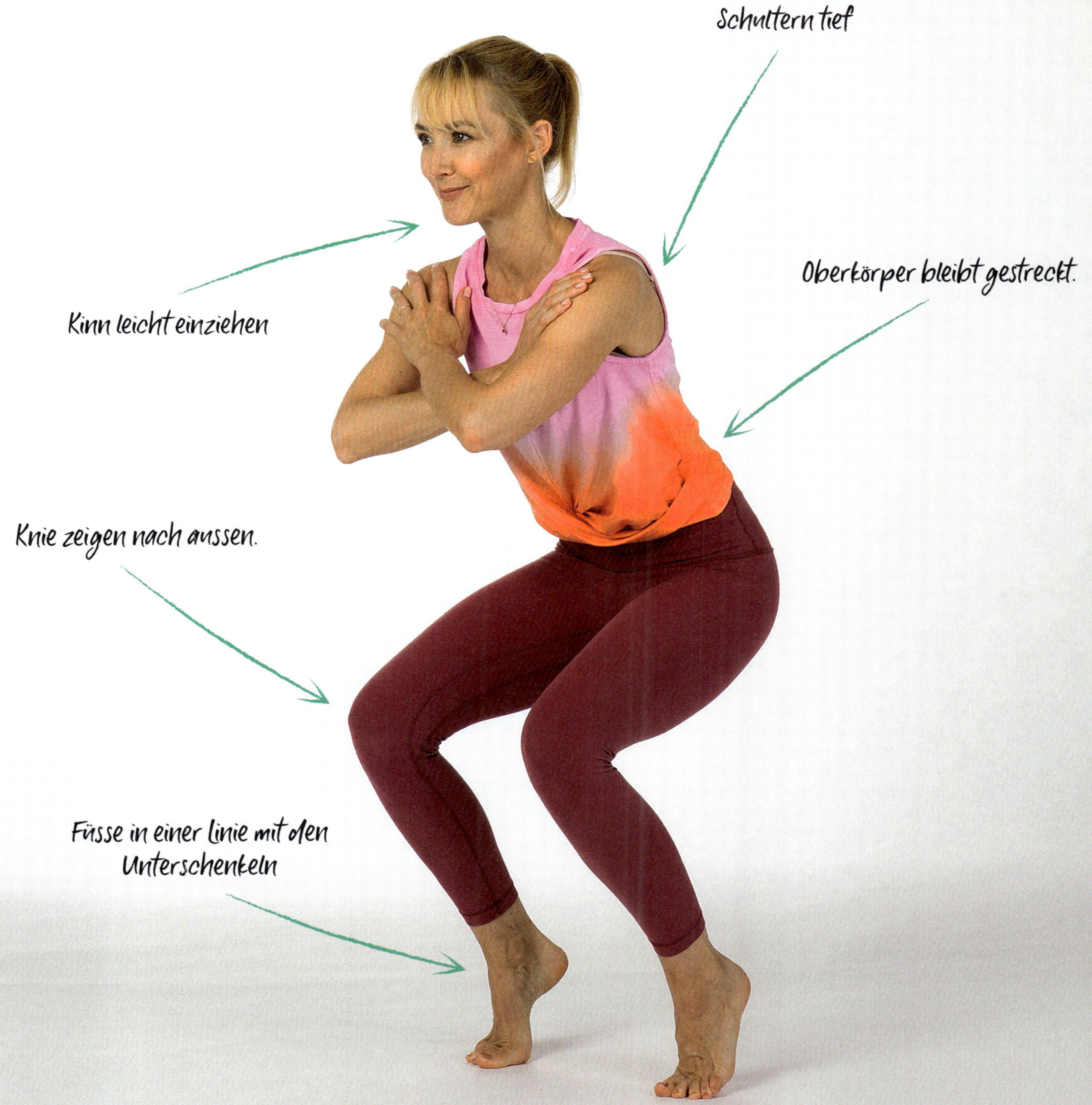
Schultern tief
Oberkörper bleibt gestreckt.
Kinn leicht einziehen
Knie zeigen nach aussen.
Füsse in einer Linie mit den Unterschenkeln

Standwaage

1 Hüftbreiter Stand. Die Füße nehmen Kontakt zum Boden auf. Der linke Fuß befindet sich auf einem Balancepad oder einer Isomatte. Ruhig und gleichmäßig atmen.

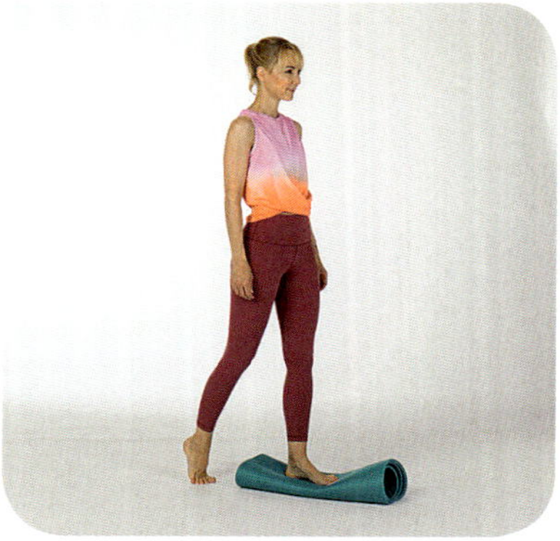

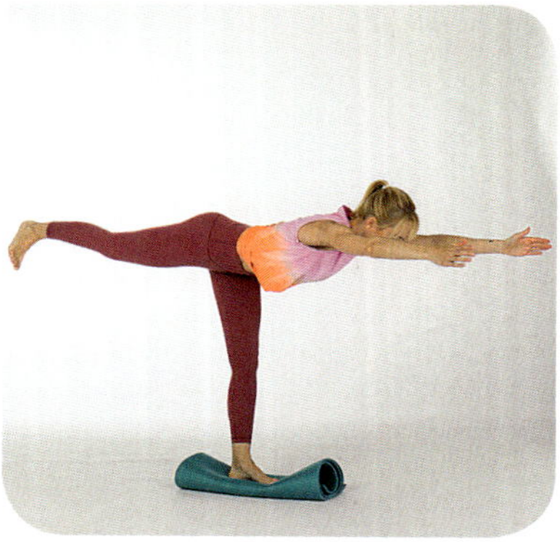

3 Den Oberkörper vorneigen und rechtes Bein nach hinten strecken. In der Endposition bilden Arme, Rücken und Bein eine schöne waagerechte Linie.

2 Die gestreckten Arme in Verlängerung des Körpers strecken. Die Schulterblätter ziehen nach unten. Sanfte Grundspannung im queren Bauchmuskel.

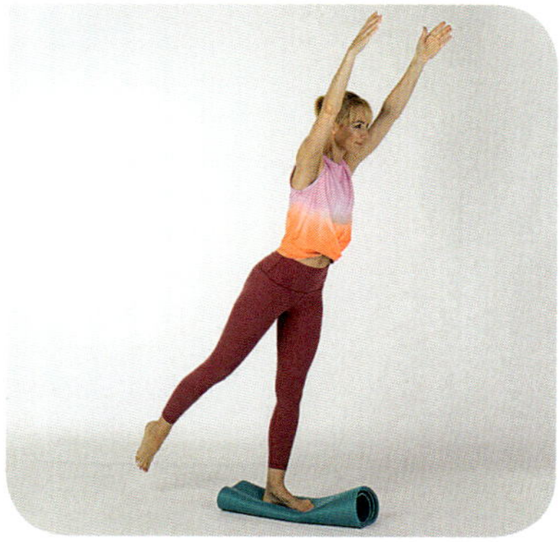

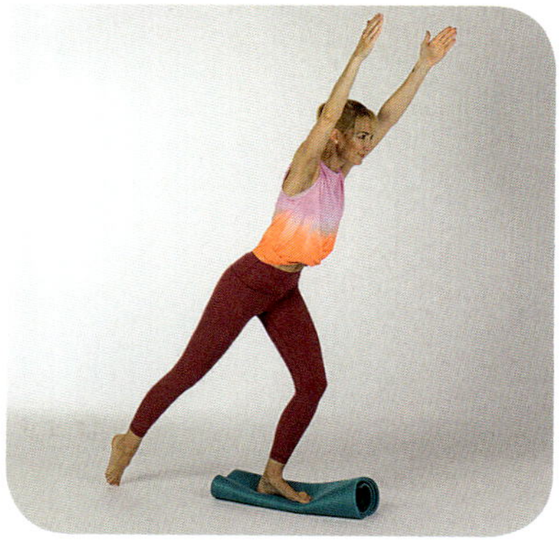

Variante: Bei Gleichgewichtsproblemen die Großzehe des hinteren Fußes am Boden lassen, der Oberkörper wird nur in Verlängerung des hinteren Beines gestreckt.

Tipp Ziehen Sie ganz bewusst Ihr Kinn ein. Dadurch strecken Sie aktiv Ihren Nacken und tun Ihrer Halswirbelsäule etwas Gutes.

Das bringt's Körperstreckung und starke Rückenmuskeln. Der Einbeinstand verbessert Ihren Gleichgewichtssinn. Durch den Einsatz des Balancepads lernen Sie, Ihr oberes Sprunggelenk zu stabilisieren.

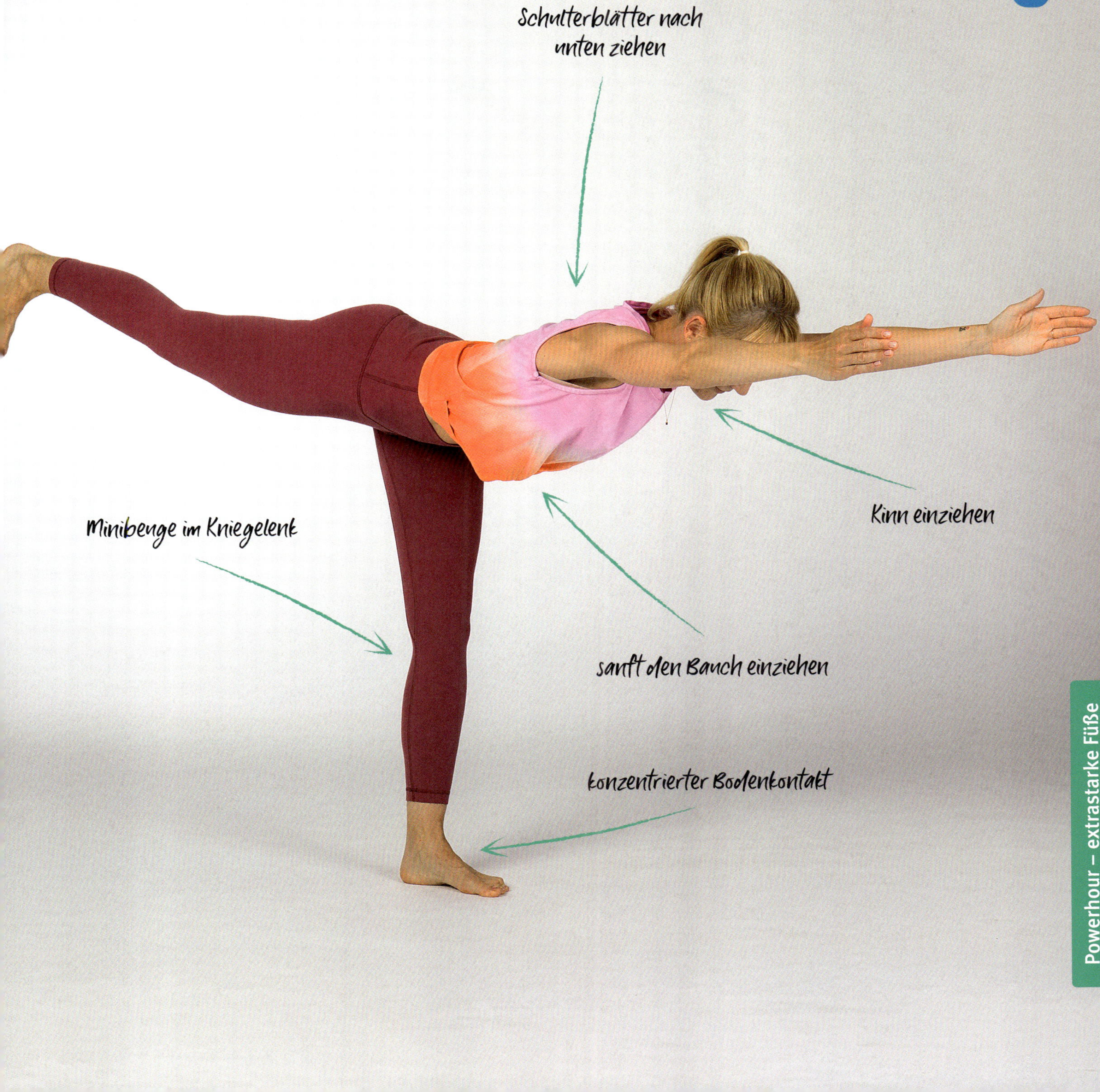
Schulterblätter nach unten ziehen
Kinn einziehen
Minibeuge im Kniegelenk
sanft den Bauch einziehen
konzentrierter Bodenkontakt

Starker Achilles

1 Mit beiden Händen auf Schulterhöhe an einer Wand abstützen. Der gesamte Körper ist in gestreckter Vorneigung. Das rechte Bein ist angehoben.

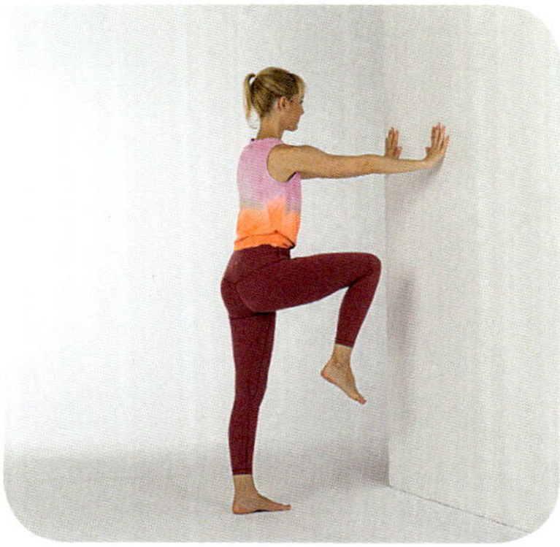

2 Mit dem linken Fuß in den Zehenstand. Vorfuß trägt das Gewicht gleichmäßig. Ferse langsam absenken, leicht auf den Boden tippen. 3-mal 15 Wiederholungen.

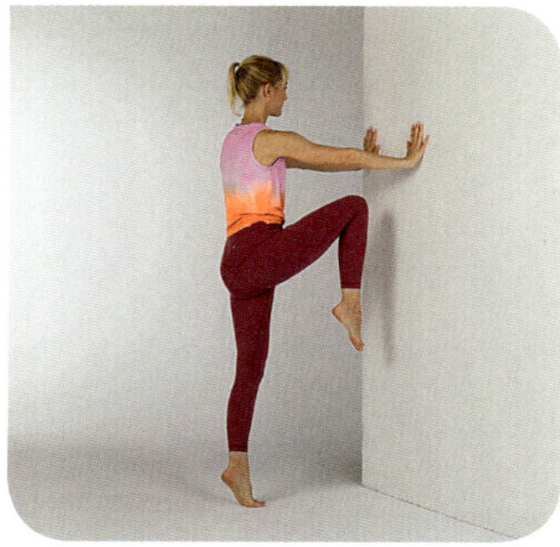

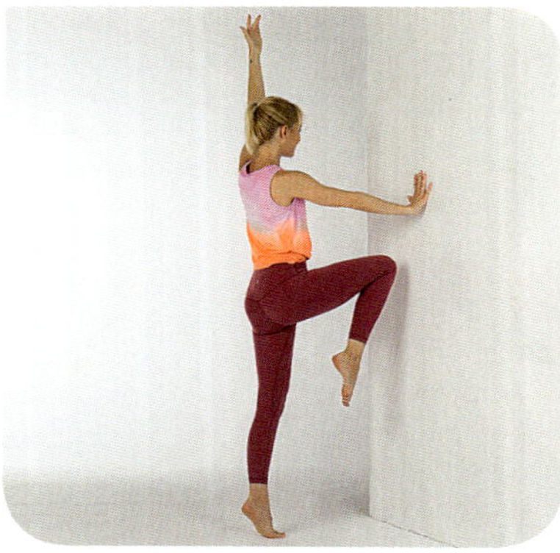

3 Den linken Arm in Verlängerung des Körpers nach oben strecken. So wird die Übung etwas anspruchsvoller. Es kommt sehr auf die korrekte Ausführung an.

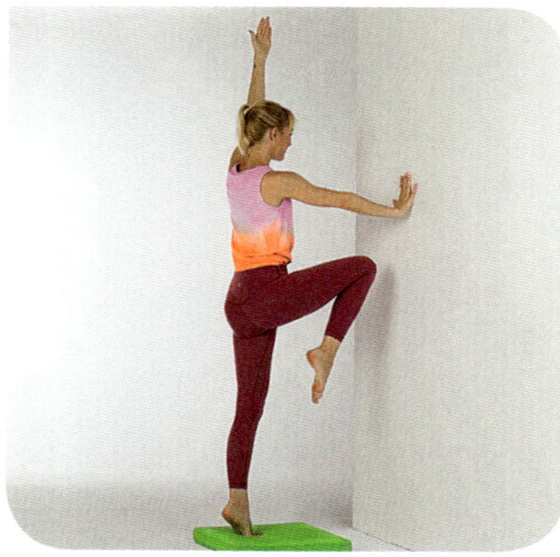

Variante: Wenn Sie Schritt 3 gut beherrschen, können Sie sich auf ein Balancepad oder eine Isomatte stellen. Achten Sie darauf, dass es rutschfest ist.

Tipp In der Ruhe liegt die Kraft. Achten Sie auf einen langsamen und gut kontrollierten Bewegungsfluss.

Das bringt's Richtig starke Waden und schmerzfreie Achillessehnen. Als Extrakick trainieren Sie Ihre Körperspannung und halten Ihre Schultern fit.

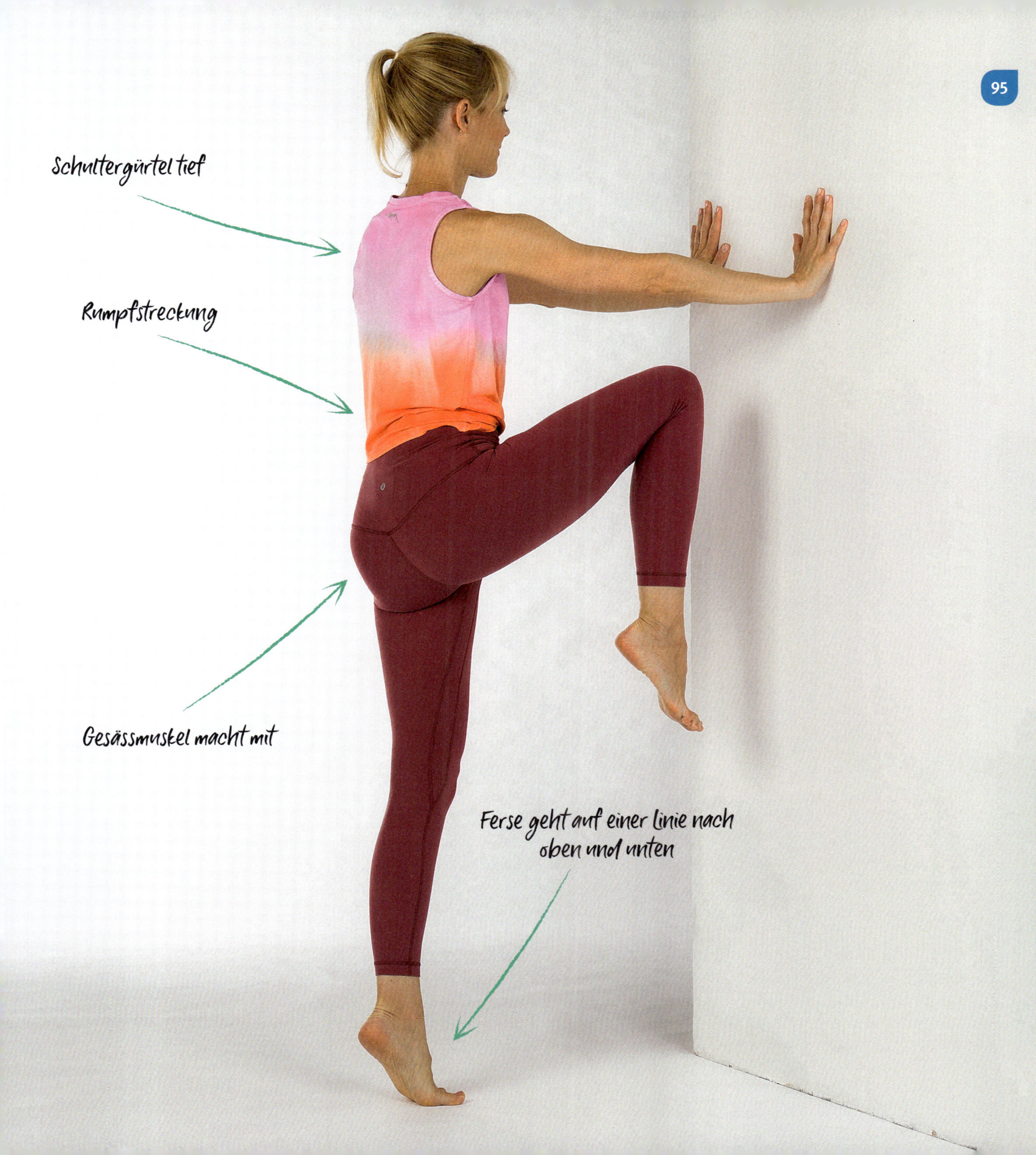
Schultergürtel tief
Rumpfstreckung
Gesässmuskel macht mit
Ferse geht auf einer Linie nach oben und unten

Frosch

1 Hüftbreit stehen, wobei die Füße parallel nach vorne ausgerichtet sind. Gehen Sie nun in die tiefe Hocke. Arme lang ausstrecken in Richtung Boden.

2 Oberkörper und den Körperschwerpunkt so weit nach vorne verschieben, dass die Handflächen den Boden berühren. Die Fersen lösen sich hierbei vom Boden.

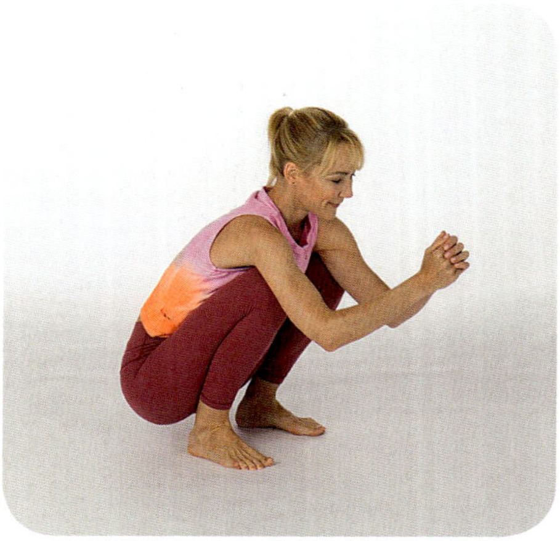

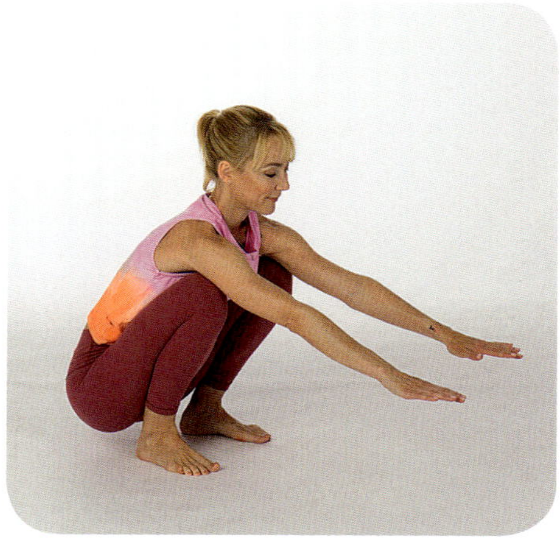

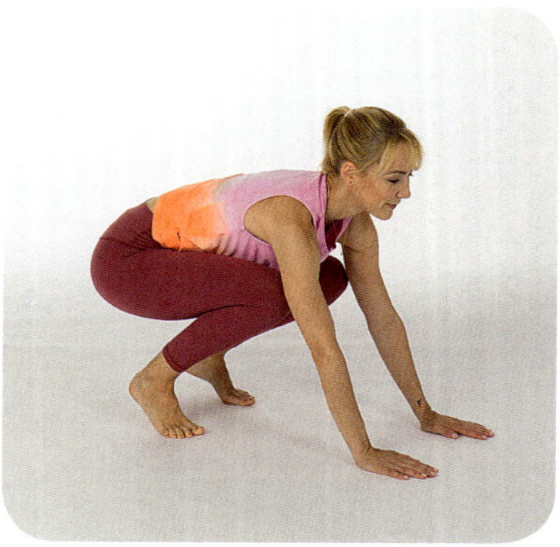

3 Jetzt mit dem Oberkörper so weit nach vorne kommen, dass die Schultern über den Händen stehen. Knie bleiben in der Luft. 20 Sekunden verharren, 2-mal.

Variante: Sie können durch das Absenken und Anheben der Knie die Dehnung an der Fußsohle und den Zehen variieren.

Tipp Wenn Sie noch nicht so geübt sind, können Sie Ihre Knie auf dem Boden abstützen. Hierdurch vermindert sich allerdings auch der Dehnungseffekt am Fuß.

Das bringt's Steigert die Flexibilität der Zehen nach oben. Maximale Dehnung für die Fußsohle.

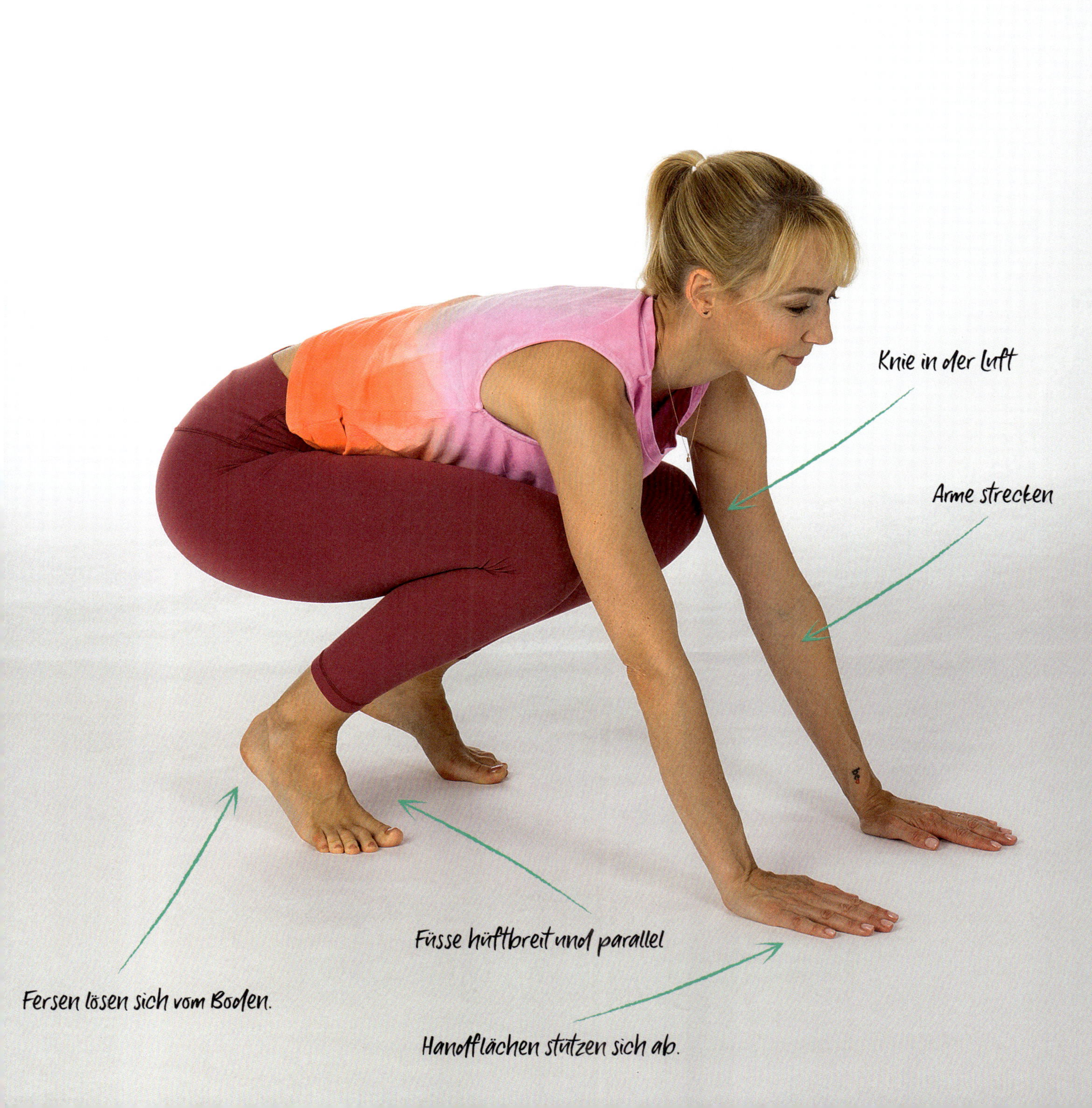
Knie in der Luft
Arme strecken
Füsse hüftbreit und parallel
Fersen lösen sich vom Boden.
Handflächen stützen sich ab.

Balancierter Aufstieg

1 Schrittstellung. Arme neben dem Körper. Der vordere Fuß steht auf einer Stufe oder einem Balancepad. Füße haben Idealkontakt.

2 Verlagern Sie Ihren gestreckten Körper nach vorne. Rollen Sie dabei den hinteren Fuß bis auf die Zehen ab.

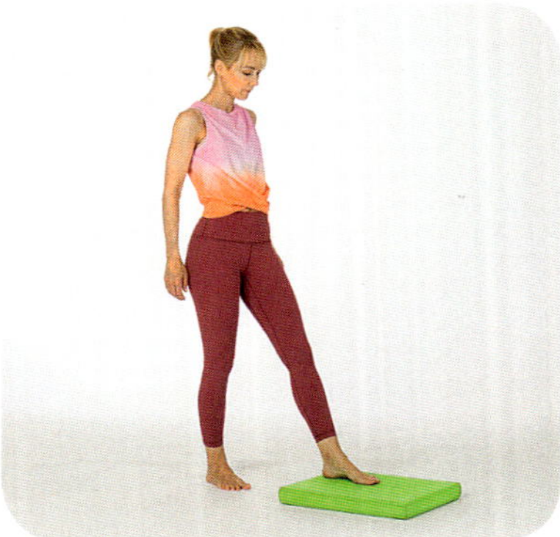

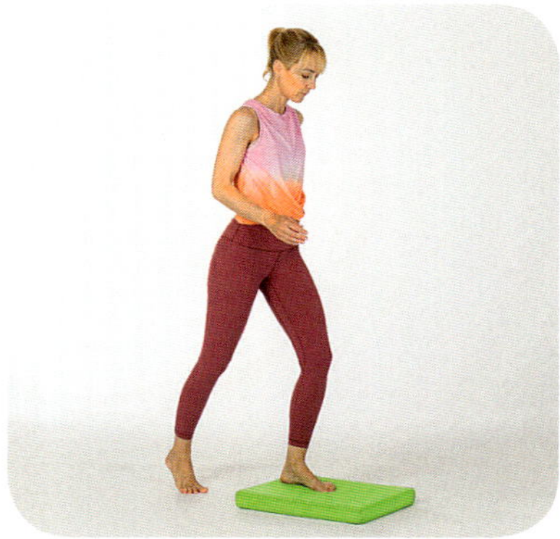

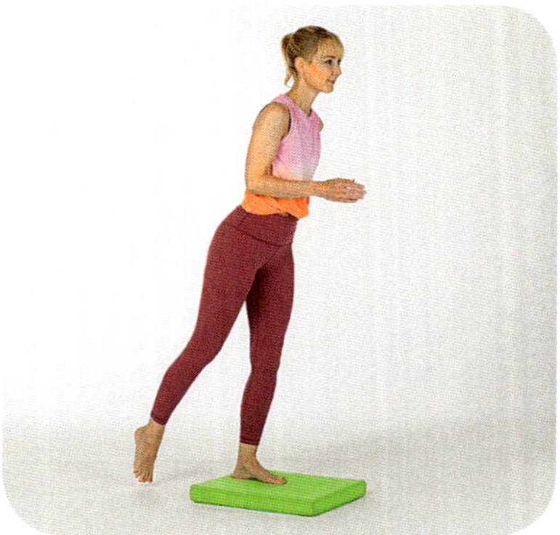

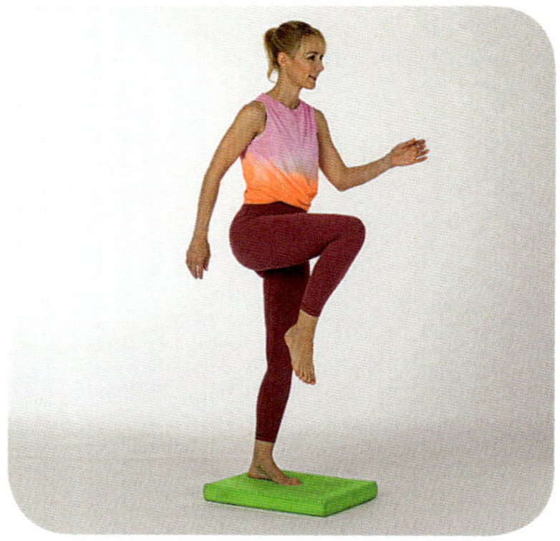

3 Standfuß bleibt im Kontakt mit der Unterlage, Längsgewölbe aktiv aufbauen! Fällt Schritt 2 leicht, lösen Sie das hintere Bein (Spielbein) vom Boden. Drei Sekunden halten.

Variante: Mit zunehmender Sicherheit das Spielbein hoch bis vor den Bauch heben. Aber auch jetzt soll der andere Fuß perfekten Belastungskontakt beibehalten.

Tipp Üben Sie 3-mal 15 Wiederholungen auf jeder Seite. Genießen Sie die Körperstreckung.

Das bringt's Tolles Gleichgewicht. Kräftige Oberschenkel- und Gesäßmuskeln und das gute Gefühl, jeden Aufstieg Ihres Lebens balanciert meistern zu können.

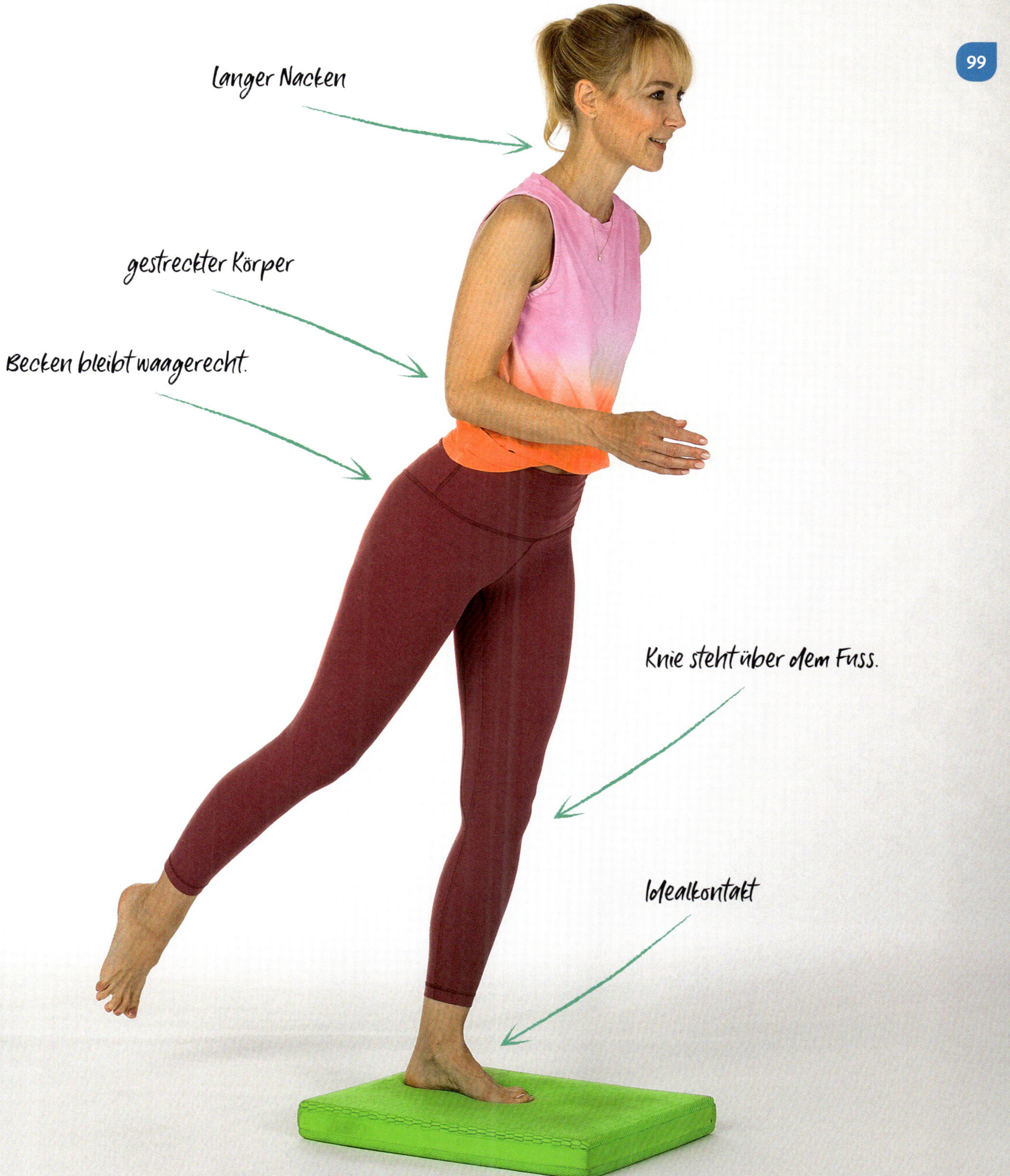
Langer Nacken
gestreckter Körper
Becken bleibt waagerecht.
Knie steht über dem Fuss.
Idealkontakt

Saigon-Hocke

1 Tiefe Hockstellung: Die Beine stehen hüftbreit, Füße möglichst parallel zueinander, die Fersen haben Bodenkontakt, der Po senkt sich Richtung Boden.

2 Arme nach vorne Richtung Boden strecken. Dehnung durch leicht nach vorne geneigten Oberkörper verstärken, Fersen bleiben am Boden. Für mind. 20 Sek.

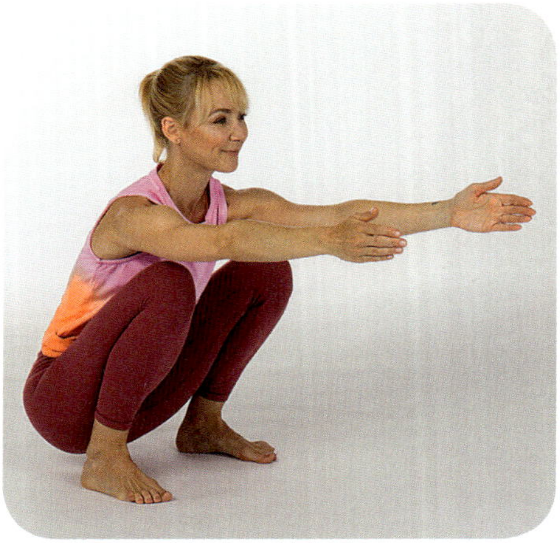

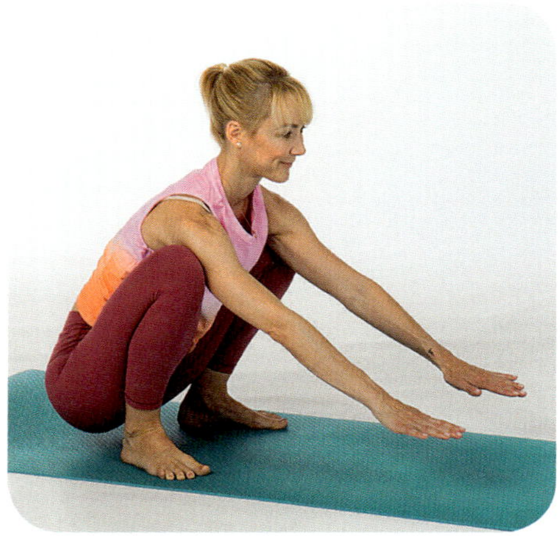

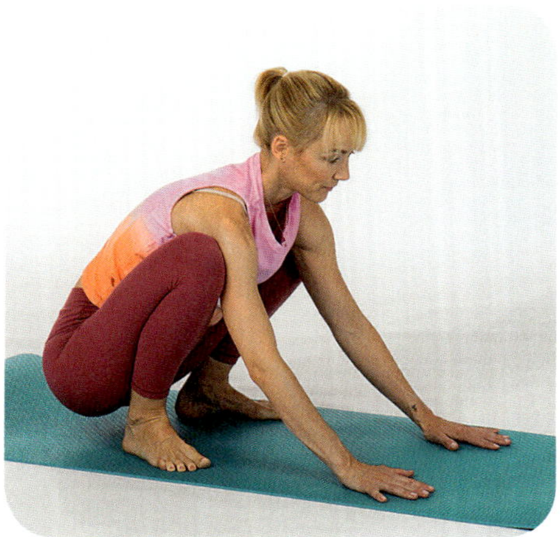

3 Wenn möglich, mit den Händen den Boden berühren. Zwei Mal wiederholen.

Variante: Bewegliche können die Beine weiter auseinanderstellen, der Oberkörper gelangt zwischen die Knie. Hierzu müssen die Füße etwas nach außen drehen.

Tipp Der Name der Übung verweist auf Asien. Dort gehört die tiefe Hocke im Alltag zu einer natürlichen Sitzposition.

Das bringt's Dehnung der Achillessehne und der Wadenmuskeln. Steigerung der Flexibilität des oberen Sprunggelenks nach oben.

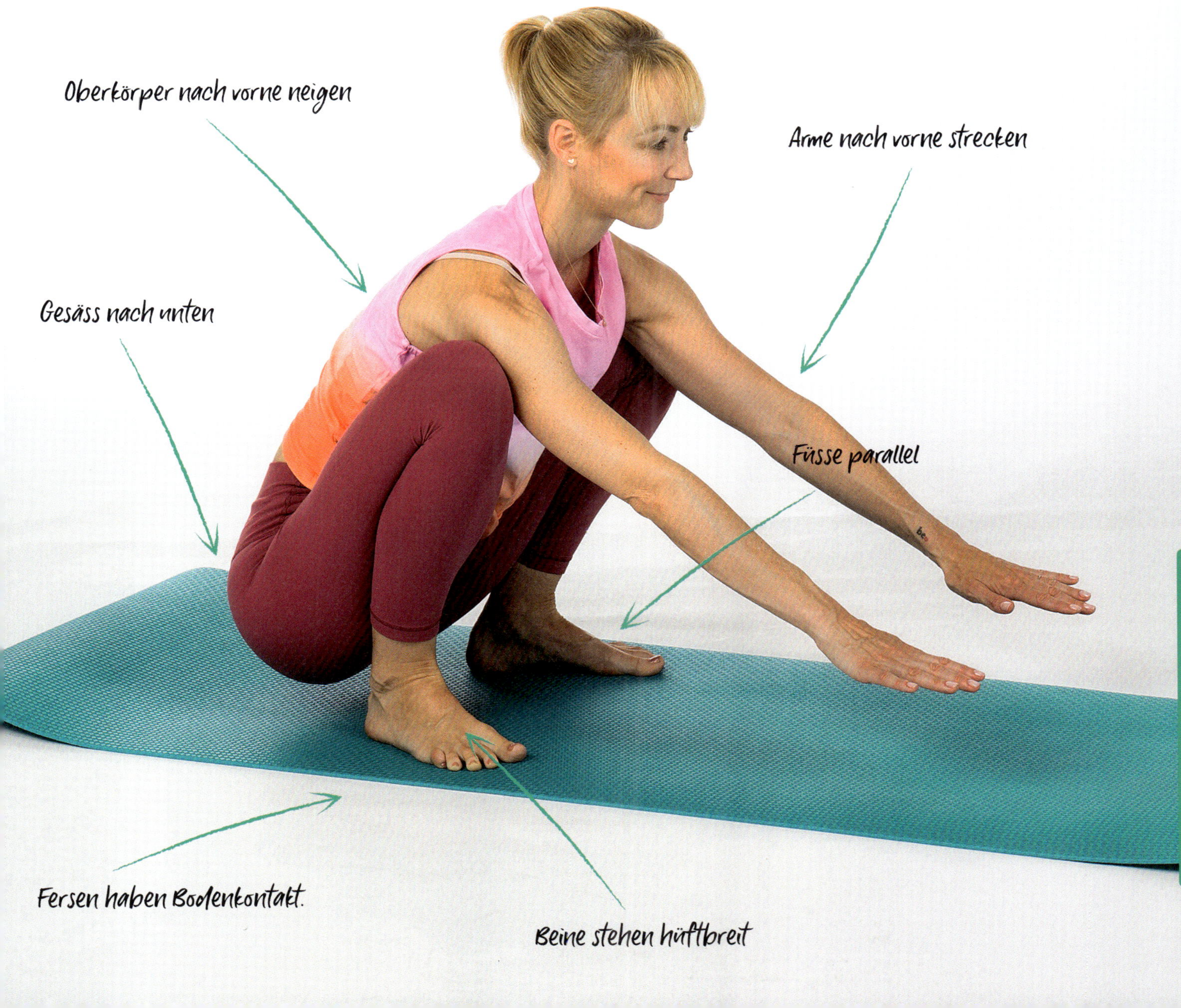
Oberkörper nach vorne neigen
Arme nach vorne strecken
Gesäss nach unten
Füsse parallel
Fersen haben Bodenkontakt.
Beine stehen hüftbreit

Stern

1 Kleben Sie vier sternförmig angeordnete Linien (Länge ca. 1,50m) auf den Boden. Mit dem linken Fuß in die Mitte stellen. Körpergewicht auf das linke Bein.

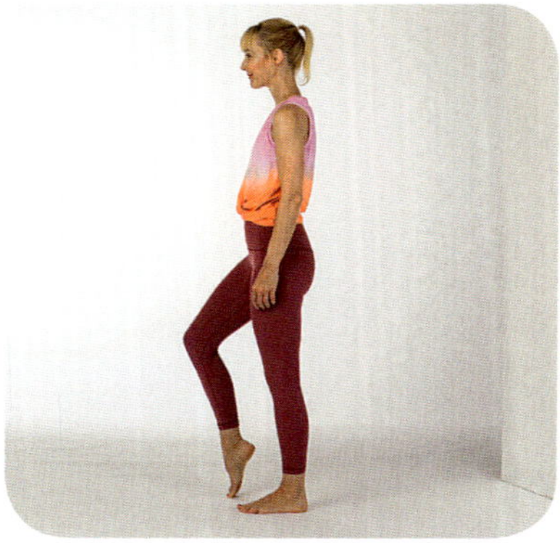

2 Rechten Fuß mit den Zehenspitzen langsam so weit wie möglich nach vorne schieben. Rechtes Bein gestreckt, linkes Knie gebeugt.

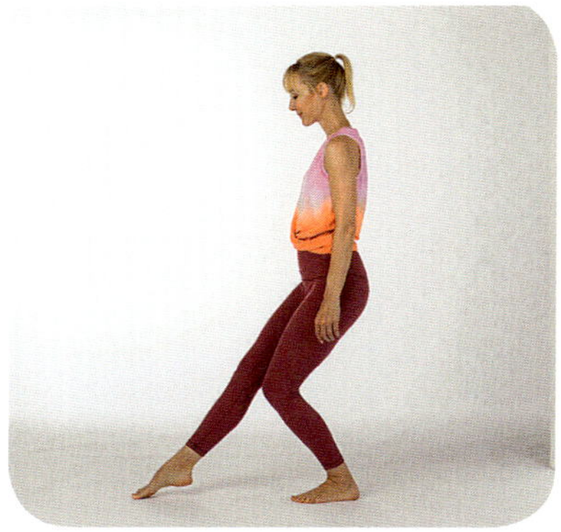

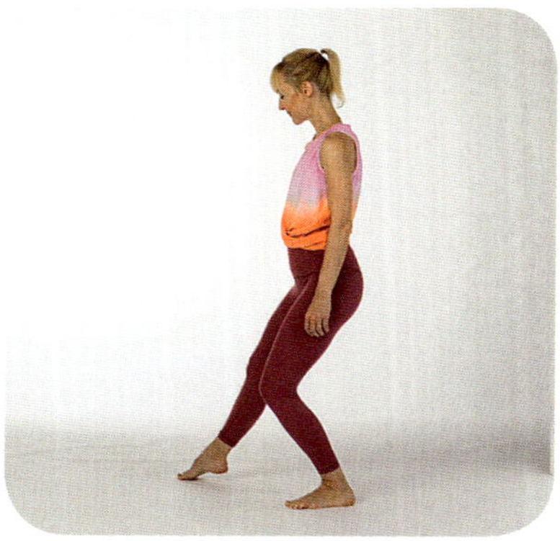

3 Dann den rechten Fuß über den Boden wieder zurück zur Mitte ziehen. Die gleiche Bewegung an der nächsten Linie ausführen, wieder das linke Knie beugen.

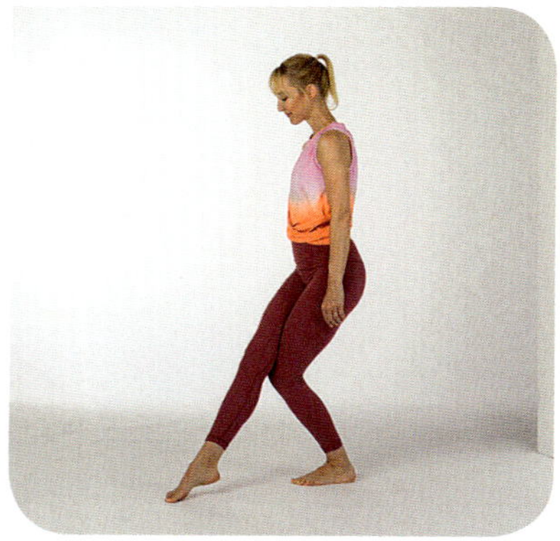

4 So alle Linien mit dem rechten Fuß abtasten. Dann wechseln und die Bewegungen mit dem linken Fuß gegen den Uhrzeigersinn ausführen. Mit beiden Füßen 2-mal.

Tipp Sie erreichen mehr Körperstabilität, wenn Sie Rumpf und Rücken anspannen.

Das bringt's Höchst effektives Stabilitäts- und Balancetraining!

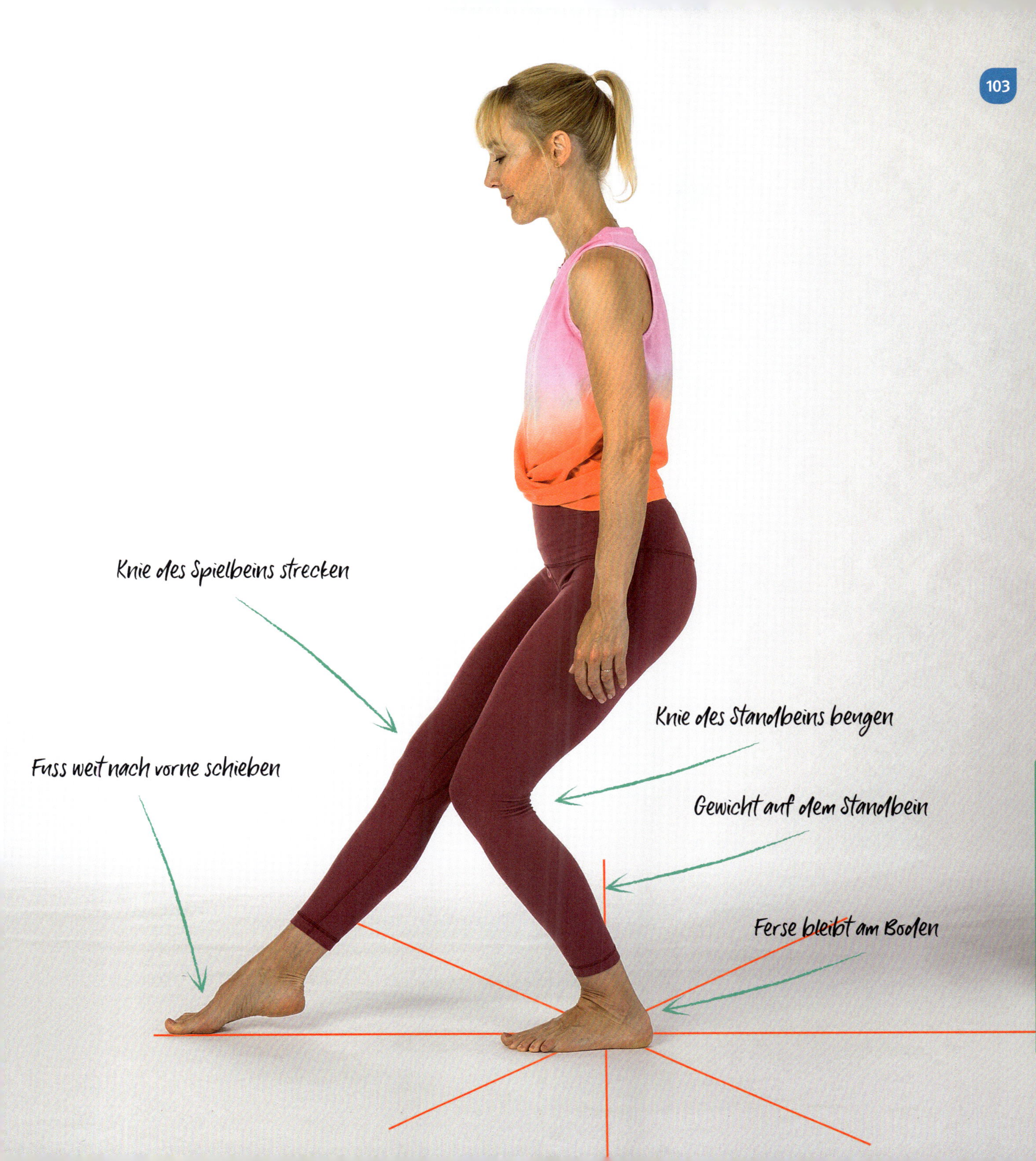
Knie des Spielbeins strecken
Fuss weit nach vorne schieben
Knie des Standbeins beugen
Gewicht auf dem Standbein
Ferse bleibt am Boden

Was Ihren Füssen weiterhilft

Füße sind lange Zeit duldsam und unterstützen uns zuverlässig in allen Lebenslagen. Wie wäre es, wenn Sie Ihren Füßen mehr Aufmerksamkeit und Pflege schenken und ebenso Gutes täten – gönnen Sie den bescheidenen Helfern ohne großen Zeitaufwand ganz besondere Wohlfühleffekte.

Mit dem Erwerb dieses Buches haben Sie sich entschieden, aktiv etwas für Ihre Fußgesundheit zu tun. Sie nehmen Ihre Füße in die Hand! Sie beweisen, dass Sie motiviert sind. Denn Sie haben erkannt, dass Ihre Füße wichtig sind. Mit den Übungen können Sie sich viel Gutes tun: Flexibilität steigern, Stabilität trainieren, Gleichgewicht und Koordination verbessern, Kraft aufbauen. Aber das ist nicht alles! Neben den Übungen können Sie Ihren Füßen auch einfach mal ein Wohlfühlprogramm gönnen (Tipp 1, 2 und 3). Aber bedenken Sie bitte: Nicht alle Probleme lösen sich von alleine! Wenn Schmerzen hartnäckig sind oder wenn Sie eine Veränderung oder gar eine Fehlstellung bemerken, sollten Sie sich unbedingt fachkundigen Rat holen und Ihre Füße untersuchen lassen. Möglicherweise kann dann zunächst ein Hilfsmittel Ihre Füße unterstützen (Tipp 4, 5 und 6).

Tipp Nr. 1 Wechselduschen

Sind Ihre Füße nach einem langen Tag müde und schwer? Dann schenken Sie ihnen ein Wechselbad der Empfindungen. Duschen Sie Ihre Füße mehrmals abwechselnd warm und kalt ab. Das steigert die Durchblutung und muntert Sie und Ihre Füße auf!

Tipp Nr. 2 Nackte Tatsachen

Den ganzen Tag stecken unsere Füße überwiegend in Strümpfen und Schuhen. Jetzt mal raus aus den Socken! Lassen Sie Ihren Füßen mal »freien Lauf« und laufen Sie zuhause barfuß. Zum einen gönnen Sie Ihren Füßen den natürlichen Bewegungsablauf. Zum anderen stimulieren Sie die rund 70.000 Nervenenden in Ihrem Fuß. Gehen Sie einmal bewusst barfuß über den Rasen oder im Sand und genießen Sie die vielen unterschiedlichen Eindrücke am Fuß.

Tipp Nr. 3 Kleines Wellnessprogramm

Nach einem Training tut es gut, die Muskeln zu lockern. Nehmen Sie Ihre Füße ruhig mal selbst in die Hand und gönnen Sie ihnen eine kleine Wohlfühlmassage! Umfassen Sie Ihren Fuß mit beiden Händen und massieren Sie mit kreisenden Bewegungen Ihrer Daumen Fußrücken und insbesondere Fußsohle. Durch den Druck des Daumens variieren Sie die Intensität (s. Übung Fußschmeichler, Seite 44).

Tipp Nr. 4 Von der Rolle

Tiefergehende Verspannungen und Verklebungen des Gewebes können Sie sehr gut mit der Faszienrolle erreichen. Mit ihr können Sie durch sanftes Ausrollen die Durchblutung anregen oder mit wohltuendem Druck punktuelle Spannungen lösen. Besonders effektiv ist das im Bereich der Wade und der Fußsohle. Übungen hierzu: Sanfte Sohle (Seite 46) und Bogenbau (Seite 76).

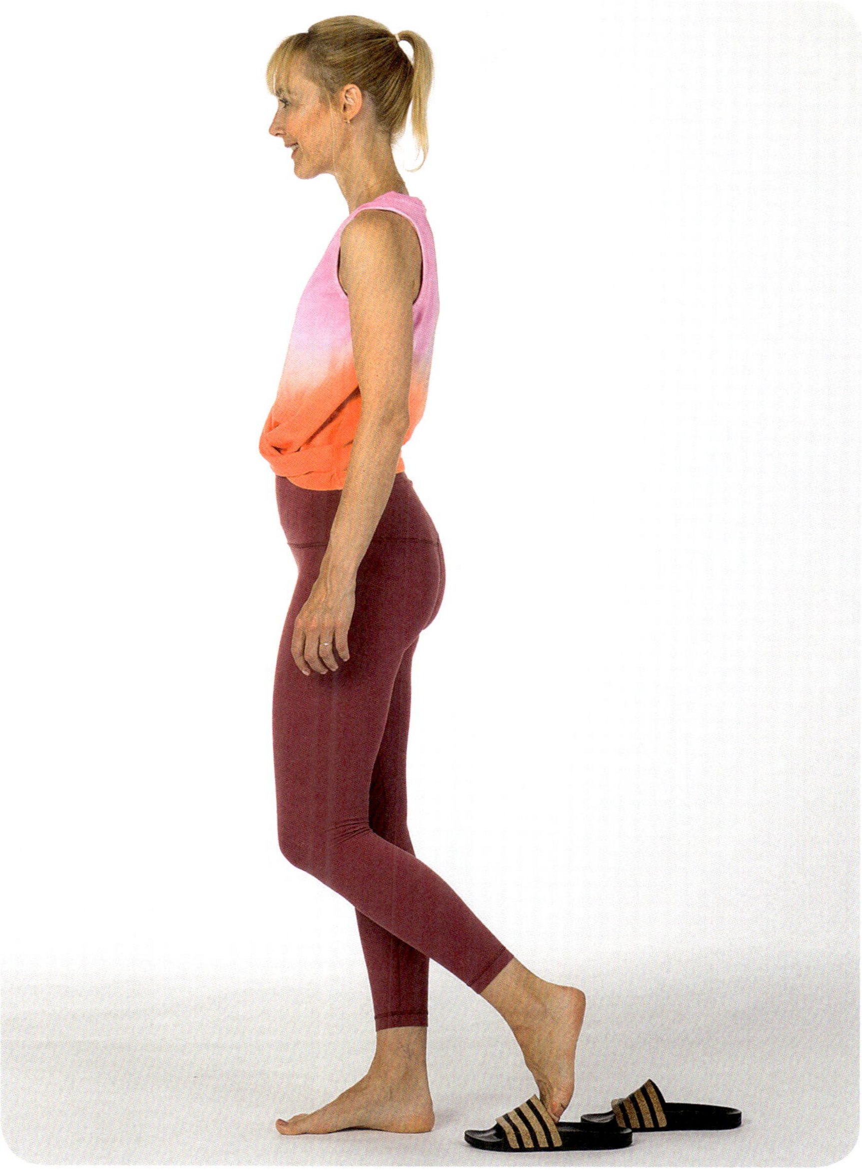

Tipp Nr. 5 Einlagen

Bei manchen Fußproblemen kann es hilfreich sein, vorübergehend oder dauerhaft die Füße mit Einlagen zu unterstützen. Je nach Einlagentyp kann der Fuß gestützt oder gebettet, entlastet oder gar aktiviert werden. Hierbei sollten Sie aber nicht einfach zu Einlagen von der Stange greifen! Lassen Sie sich fachlich beraten, damit die Einlagen ihren therapeutischen Zweck erfüllen.

Tipp Nr. 6 Viele gute Helferlein

Neben Einlagen gibt es noch eine Vielzahl weiterer Hilfsmittel, die positive Effekte erzielen können. Orthopädische Schuhzurichtungen können bei bestimmten Krankheitsbildern das Gehen erleichtern. Bandagen und Schienen können Schmerzen lindern oder ihr Sprunggelenk stabilisieren. Ob und welche Hilfsmittel sich eignen, muss in jedem Fall individuell entschieden werden. Auch hier gilt: Eine fachliche Beratung ist wichtig.

Achillessehnenschmerz

Lassen Sie die »Achillesferse« nicht zu einer schicksalhaften Schwäche werden. Nutzen Sie diesen Flow, um sich von lästigen Schmerzen zu befreien und diese starke Sehne wieder voll belasten zu können.

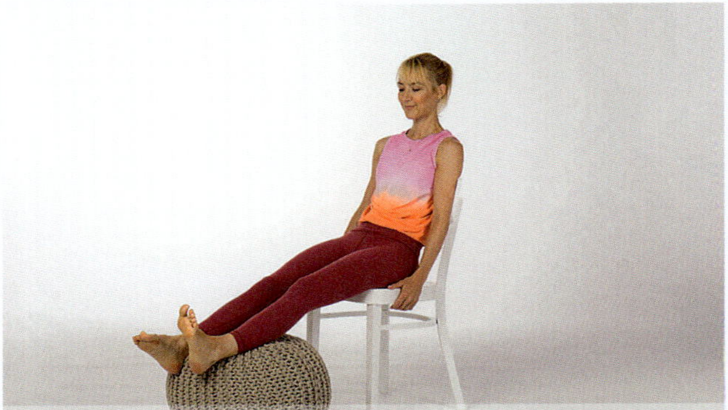

1 Fußräkeln (Seite 34)

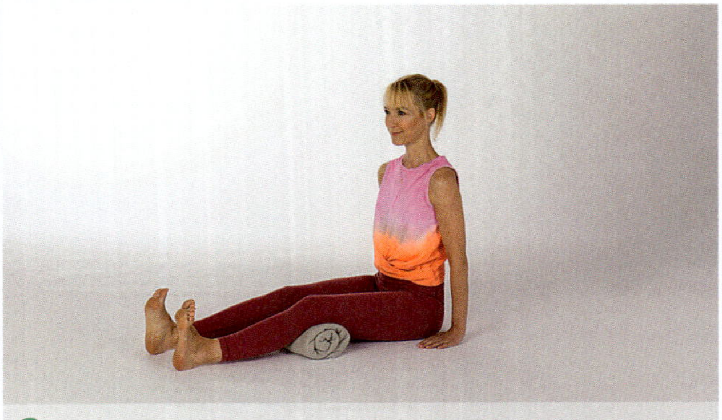

2 Sprunggelenke (Seite 22)

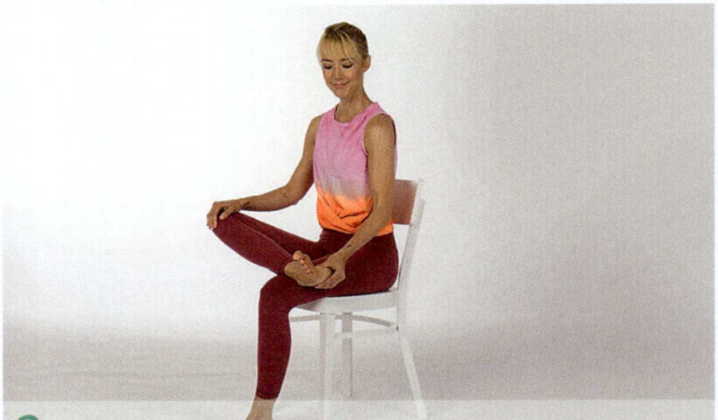

3 Fersenbeweglichkeit (Seite 32)

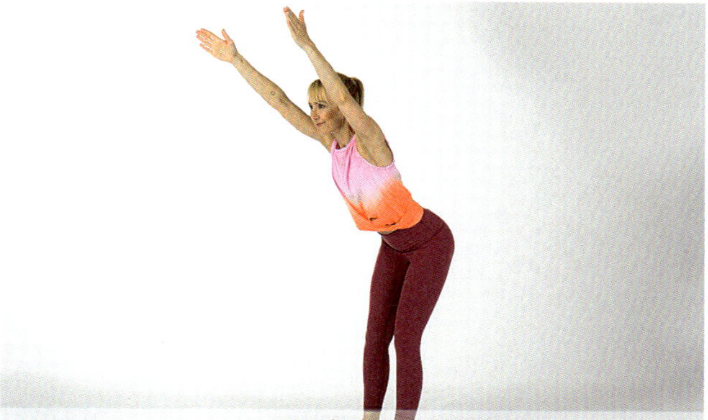

4 Schaukelpferd (Seite 68)

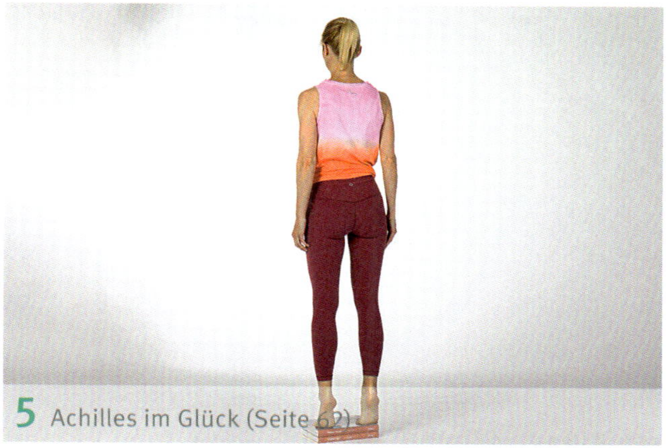

5 Achilles im Glück (Seite 62)

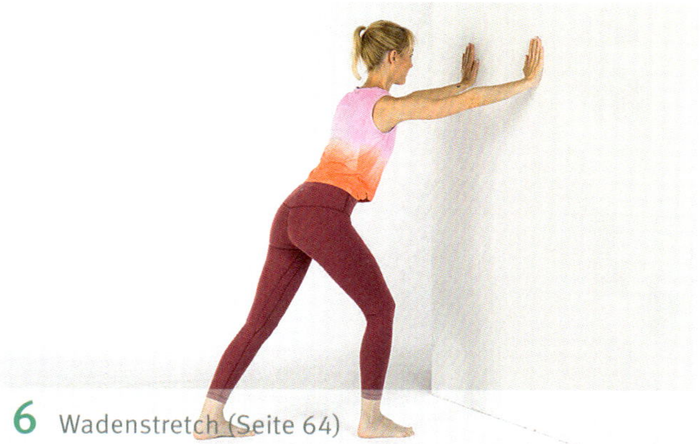

6 Wadenstretch (Seite 64)

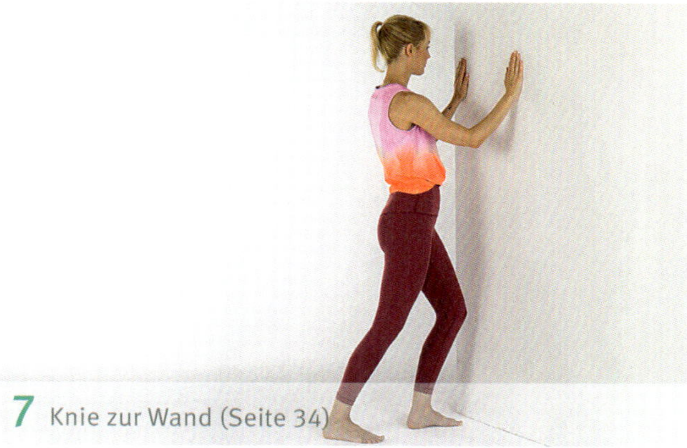

7 Knie zur Wand (Seite 34)

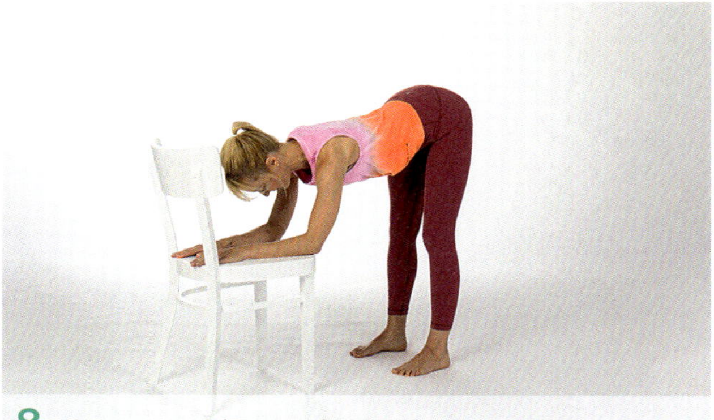

8 Kleiner Hund (Seite 30)

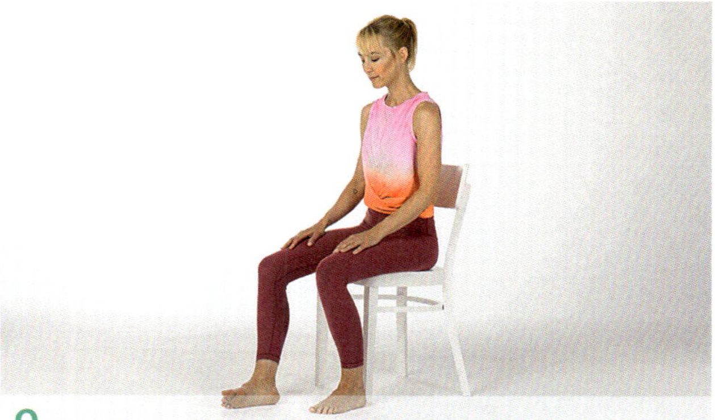

9 Freie Ferse (Seite 70)

Spreizfuss

Wenn der Vorfuß in die Breite geht, Schuhe enger werden und Sie das Gefühl haben, beim Gehen schmerzhaft auf dem Knochen zu landen, ist Training angesagt. Dann können Sie mit diesem Flow Ihrem Fußquergewölbe zu alter Spannkraft verhelfen.

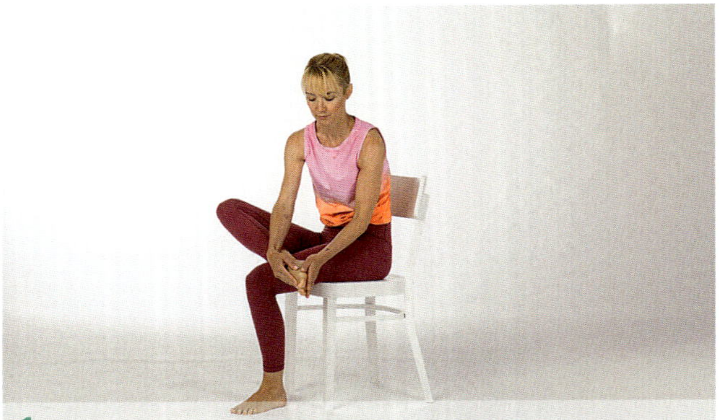

1 Fußschmeichler (Seite 44)

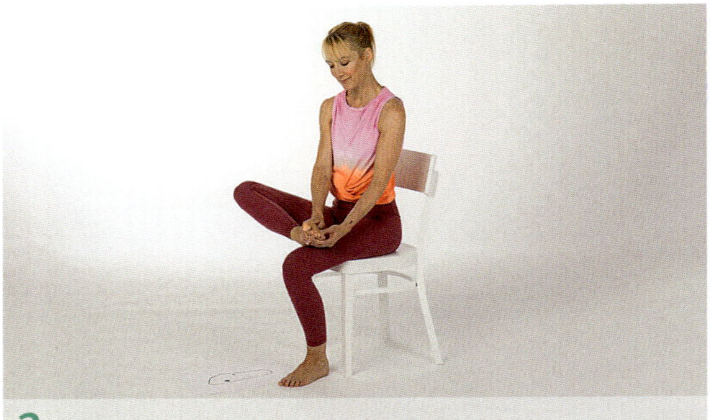

2 Füße begreifen (Seite 40)

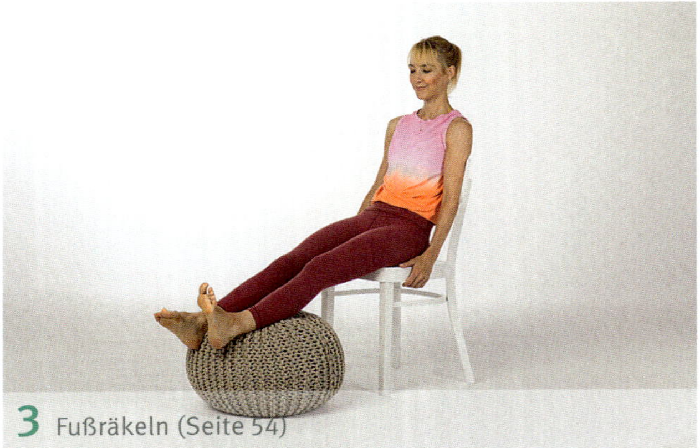

3 Fußräkeln (Seite 54)

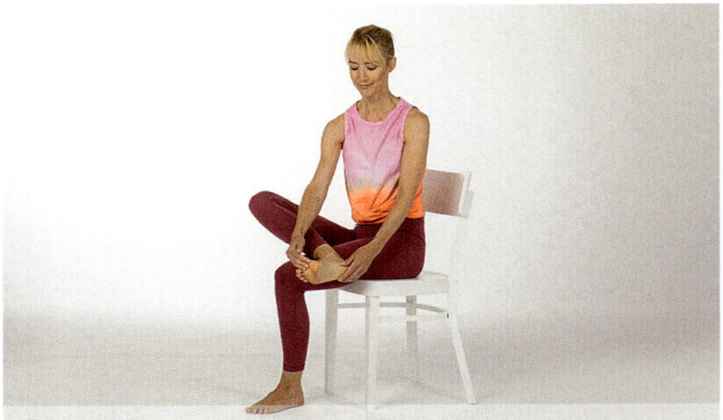

4 Zehenbeweglichkeit (Seite 36)

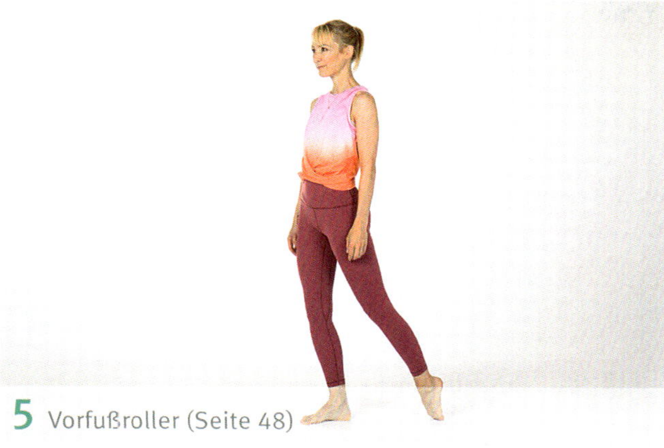

5 Vorfußroller (Seite 48)

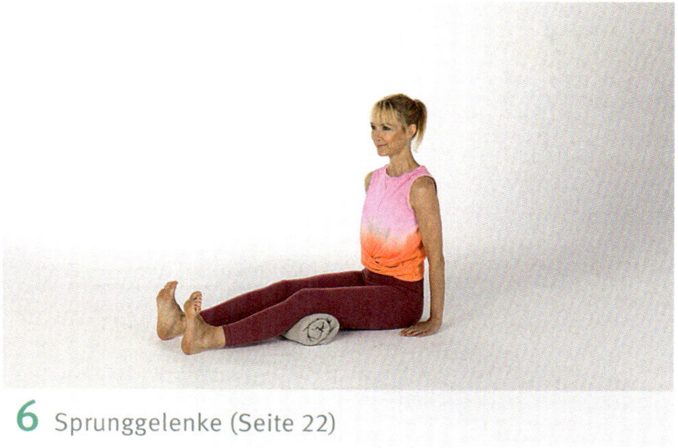

6 Sprunggelenke (Seite 22)

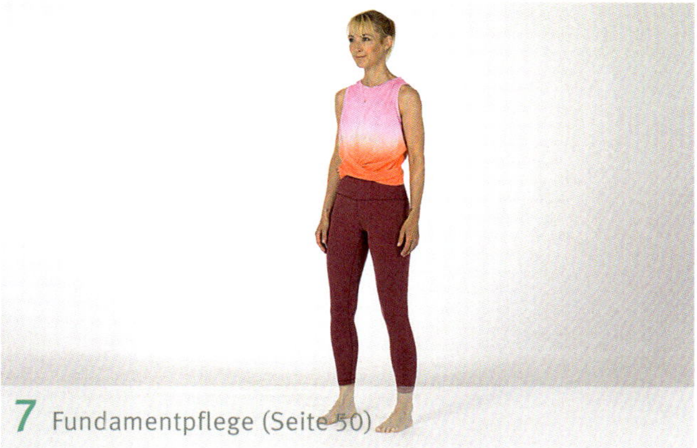

7 Fundamentpflege (Seite 50)

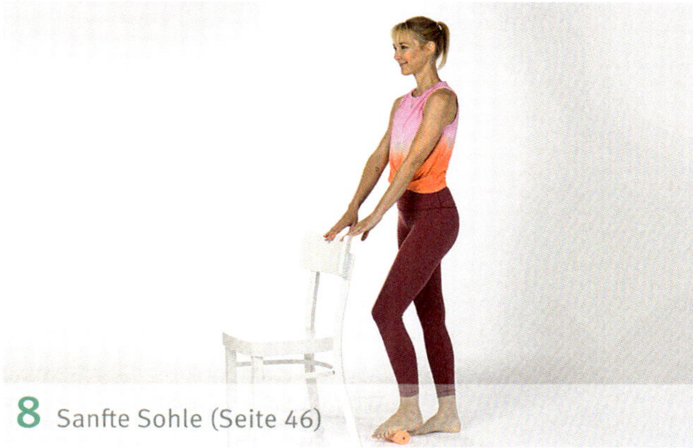

8 Sanfte Sohle (Seite 46)

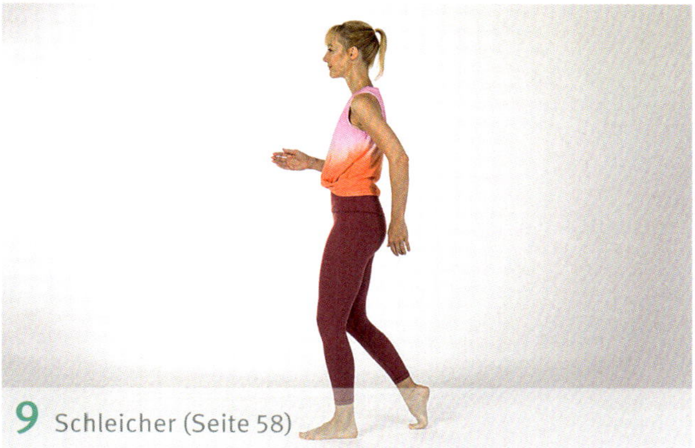

9 Schleicher (Seite 58)

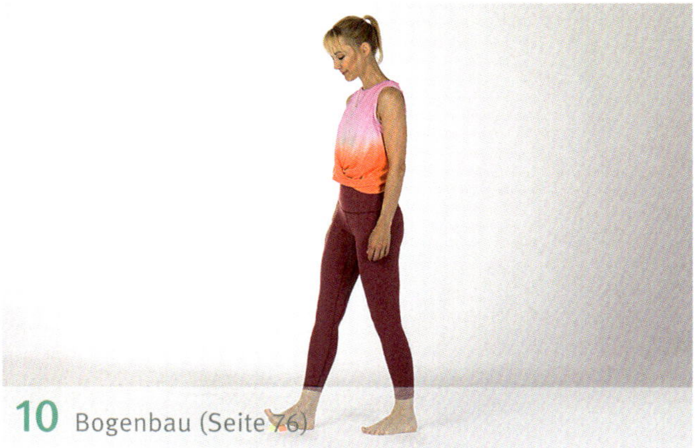

10 Bogenbau (Seite 76)

Unterer Fersenschmerz

Weniger Autsch = mehr Bewegungsfreude! Fersenschmerz kann bei jedem Schritt nerven. Gewinnen Sie Ihre Bewegungslust zurück, schenken Sie Ihrer Ferse neue Beweglichkeit und Freiheit, und genießen Sie endlich wieder Ihre Füße!

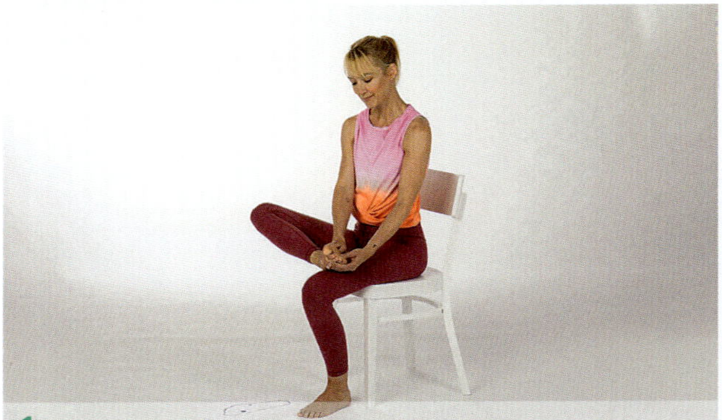

1 Füße begreifen (Seite 40)

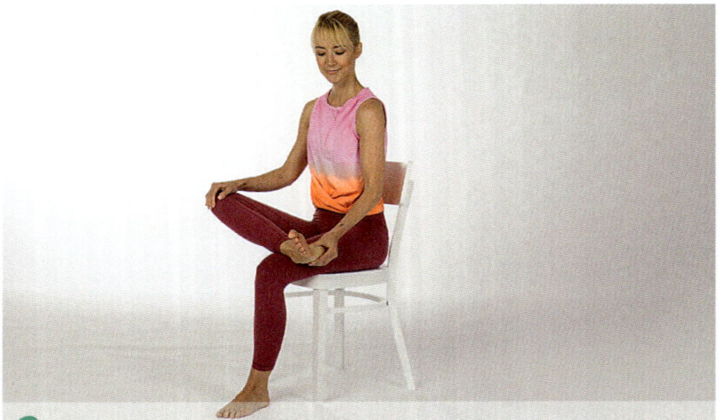

2 Fersenbeweglichkeit (Seite 32)

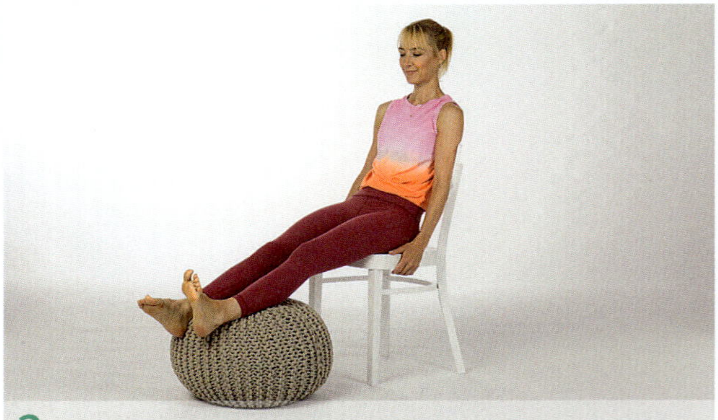

3 Fußräkeln (Seite 54)

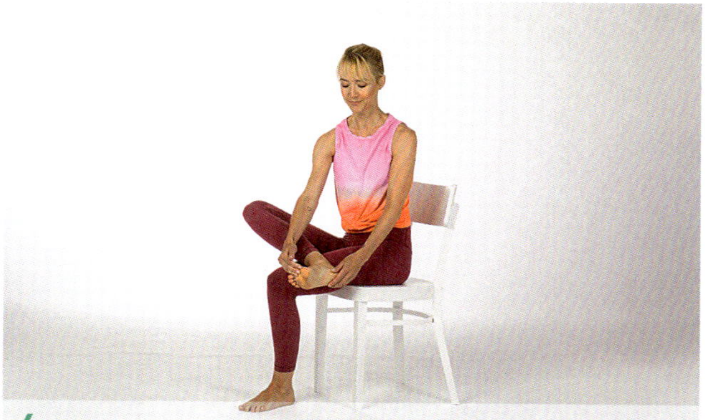

4 Großzehenbeweglichkeit (Seite 36)

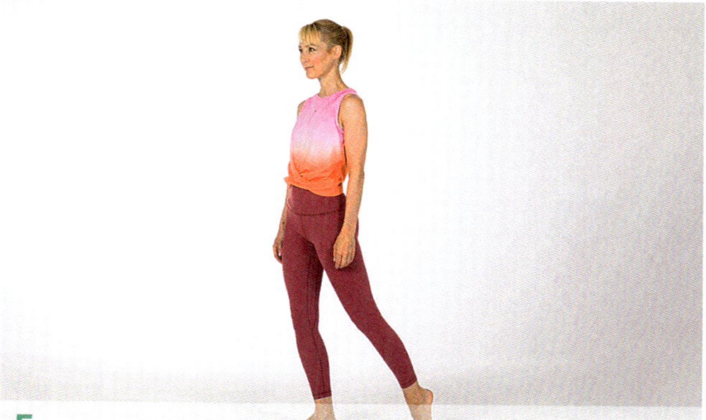

5 Vorfußroller (Seite 48) (Streckung betonen)

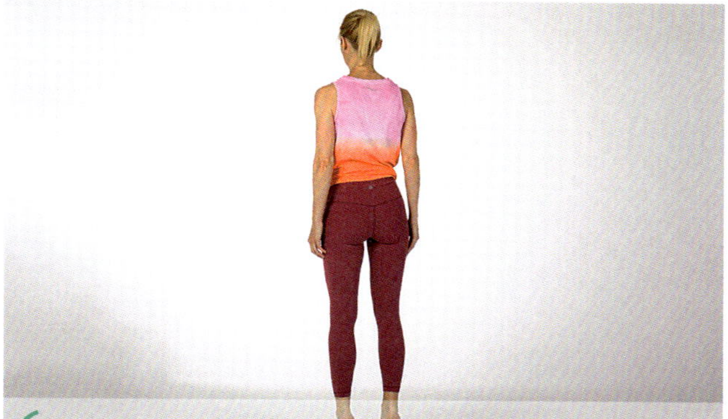

6 Achilles im Glück (Seite 62)

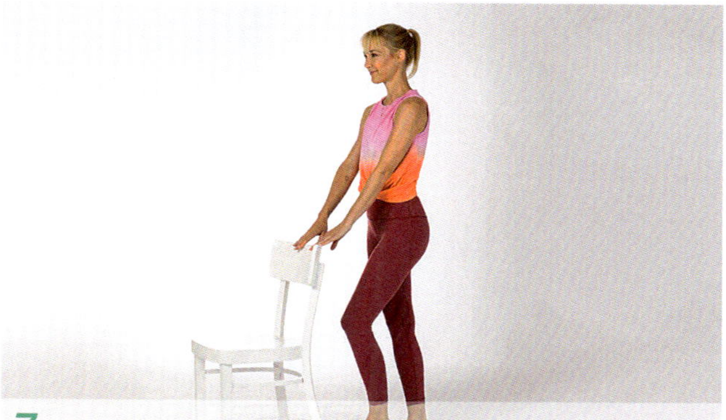

7 Sanfte Sohle (Seite 46)

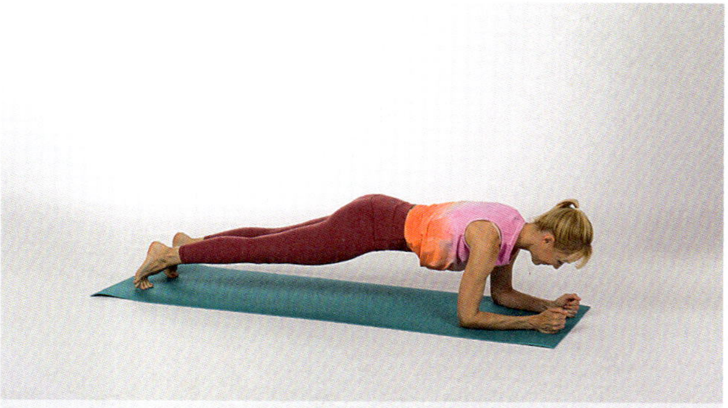

8 Schwankende Planke (Seite 88) (für die Harten)

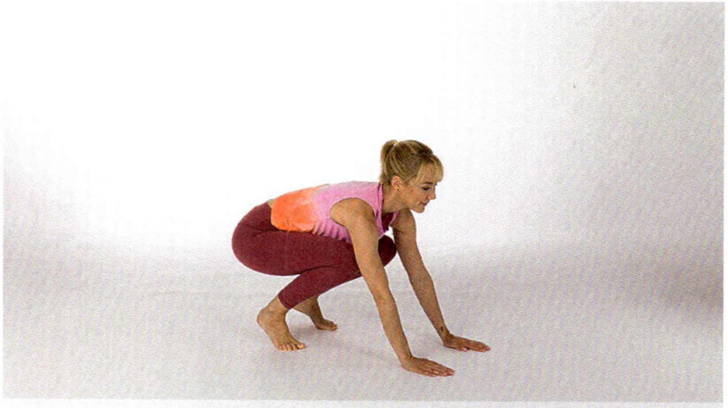

9 Frosch (Seite 96)

Instabiles oberes Sprunggelenk

Umknicken sollte auf keinen Fall zur Gewohnheit werden. Stärken Sie ganz gezielt die wichtigsten Muskeln rund um Ihre oberen Sprunggelenke und verbessern Sie Ihr Fußgefühl. Viel Spaß mit einem sicheren Auftritt für alle Herausforderungen des Lebens!

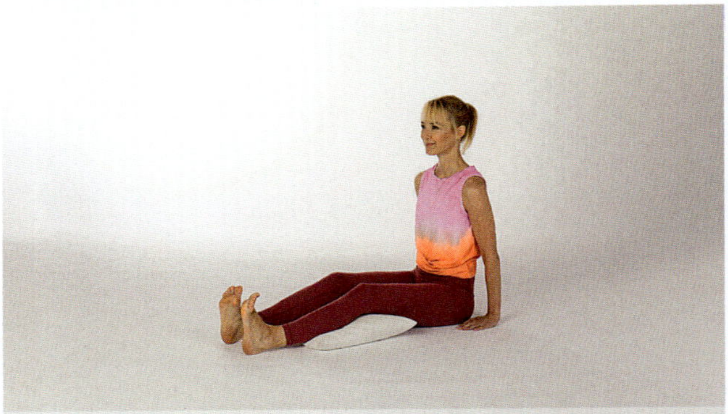

1 Fußkippung (Seite 24)

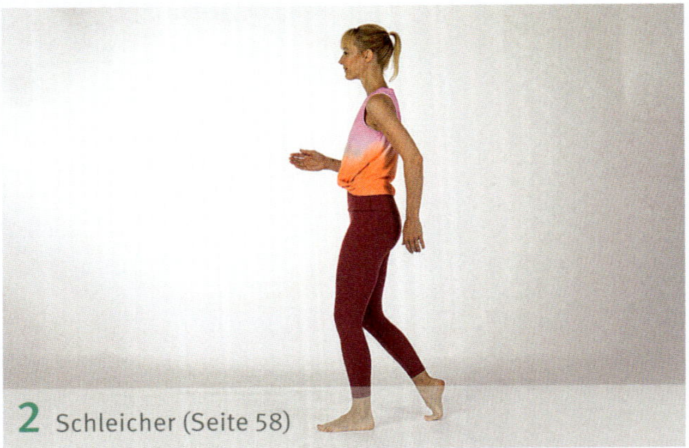

2 Schleicher (Seite 58)

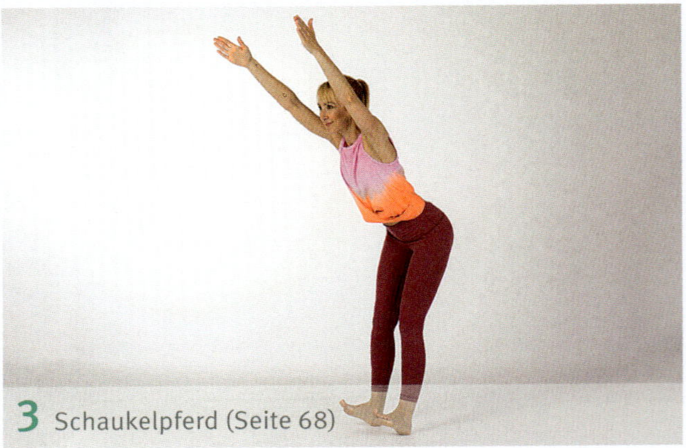

3 Schaukelpferd (Seite 68)

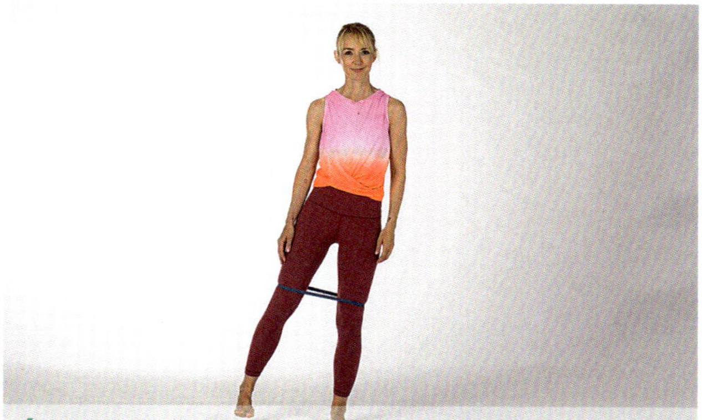

4 Krebsgang (Seite 78)

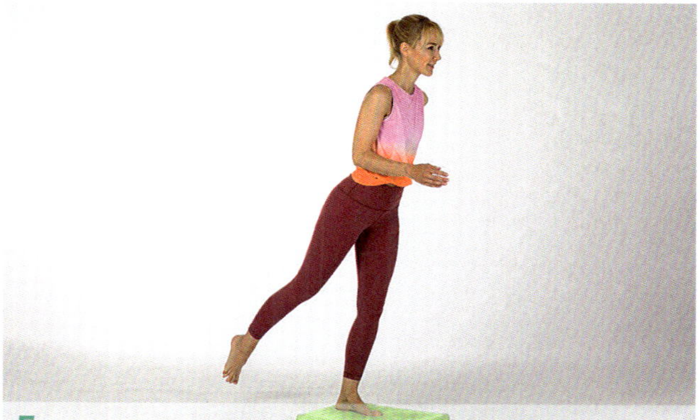

5 Balancierter Aufstieg (Seite 98)

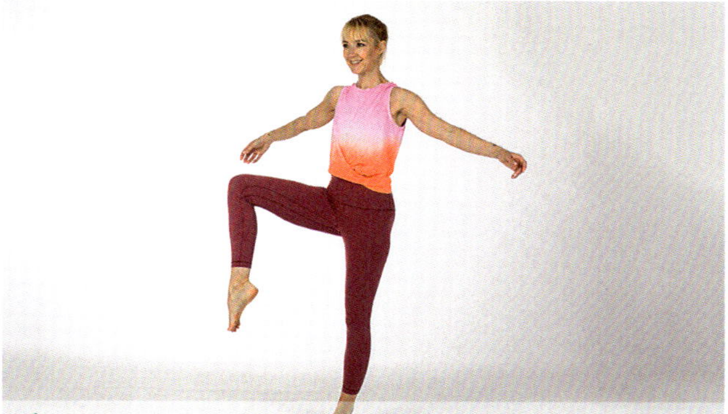

6 Durchgedrehter Flamingo (Seite 86)

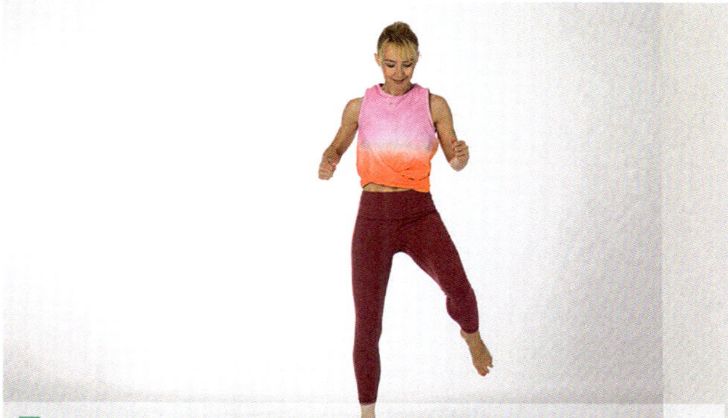

7 Kästchenspringen (Seite 72)

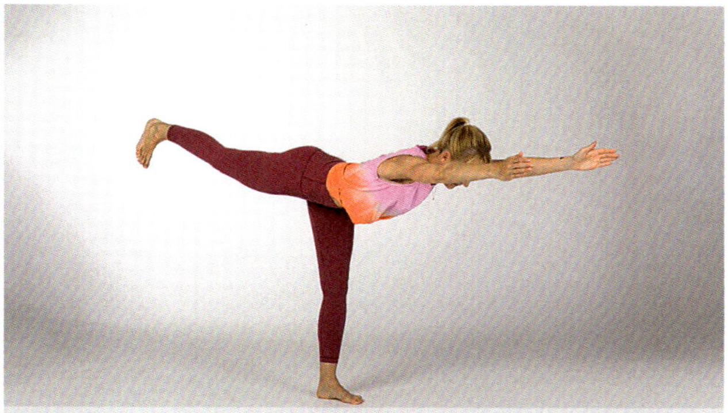

8 Standwaage (Seite 92)

Knick-Senkfuss

Füße platt wie Flundern? Das geht gar nicht! Noch nicht einmal an der Küste. Richten Sie Ihr Längsgewölbe auf, geben Sie Ihren Füßen längst vergessene Spannkraft zurück, bevor es zu spät ist. Dieser Flow wirkt wie ein Lifting für Ihre Füße.

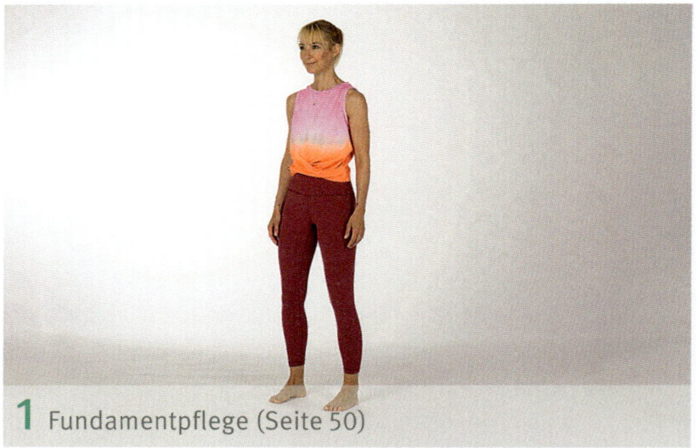

1 Fundamentpflege (Seite 50)

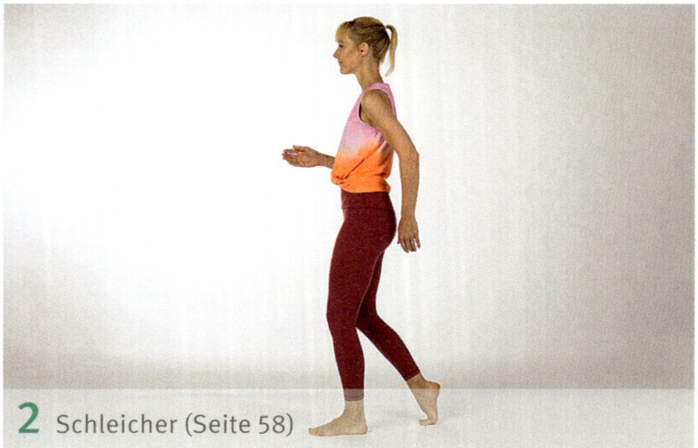

2 Schleicher (Seite 58)

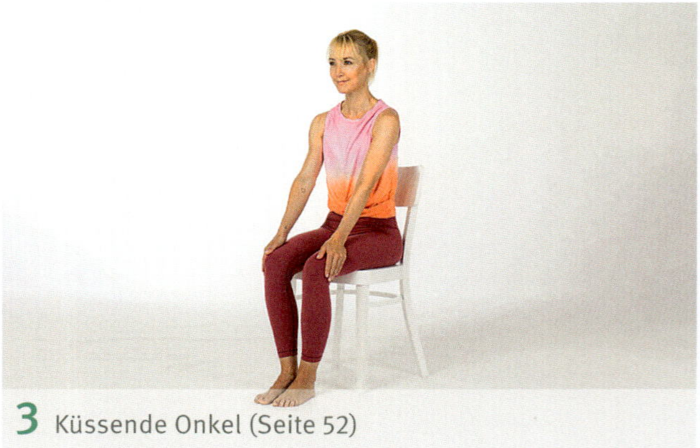

3 Küssende Onkel (Seite 52)

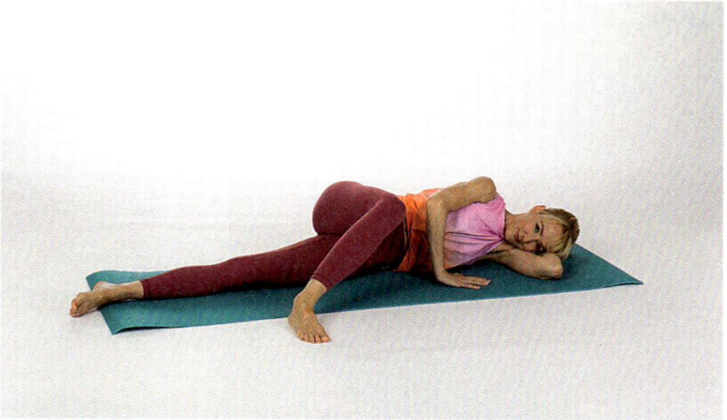

4 Fußververschrauber (Seite 80)

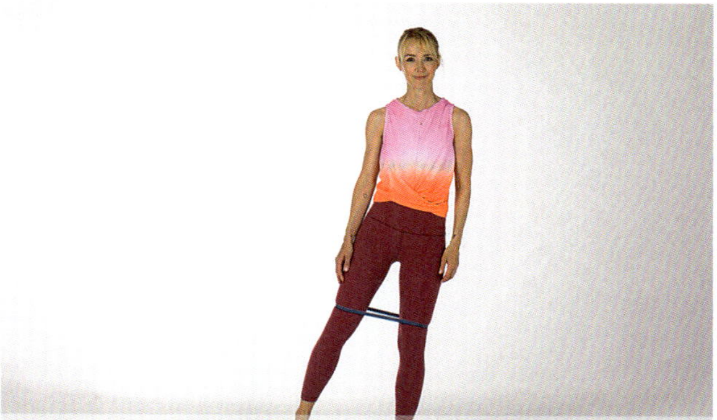

5 Krebsgang (Seite 78)

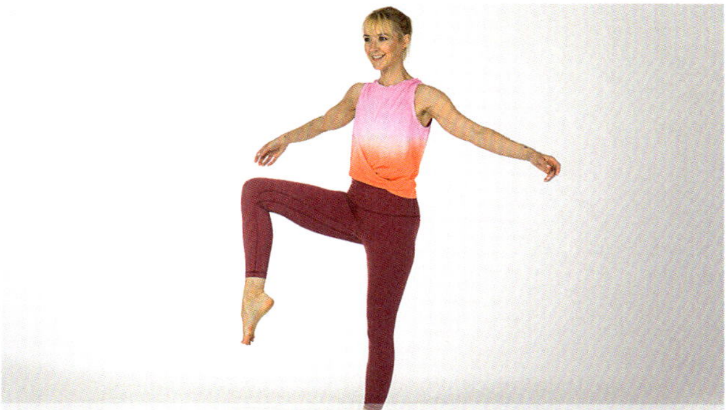

6 Durchgedrehter Flamingo (Seite 86)

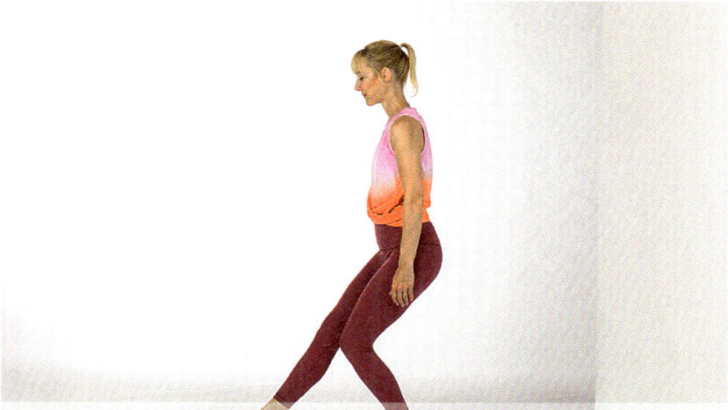

7 Stern (Seite 102)

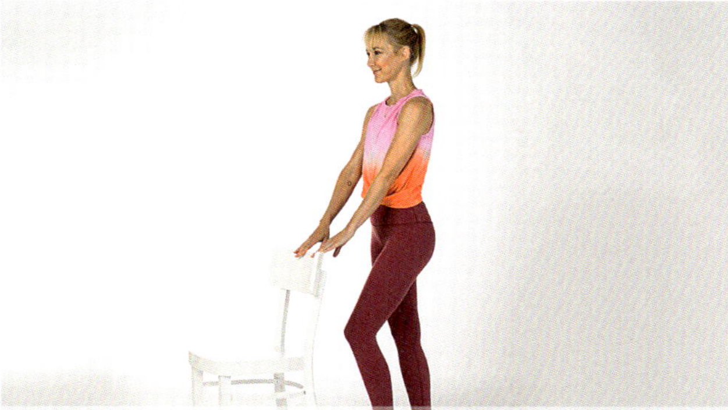

8 Sanfte Sohle (Seite 46)

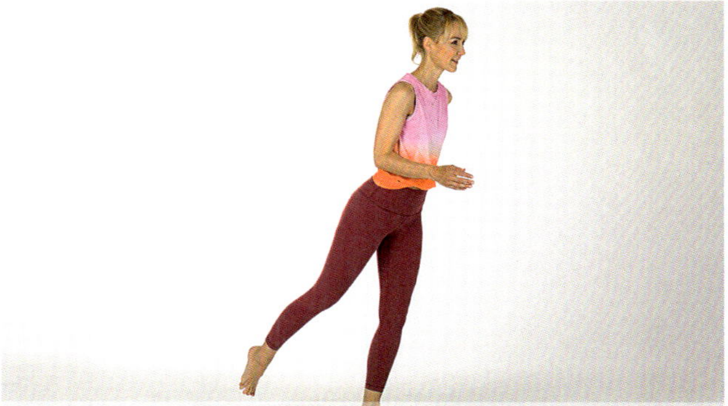

9 Balancierter Aufstieg (Seite 98)

Hallux

Wenn die Großzehe auf die schiefe Bahn gerät, ist es höchste Zeit, gegenzulenken. Bringen Sie sie mit einfachen Übungen wieder auf Linie. Freuen Sie sich bei diesem Flow auf positive Nebenwirkungen! Ihre Füße sehen wieder super aus und funktionieren besser als je zuvor.

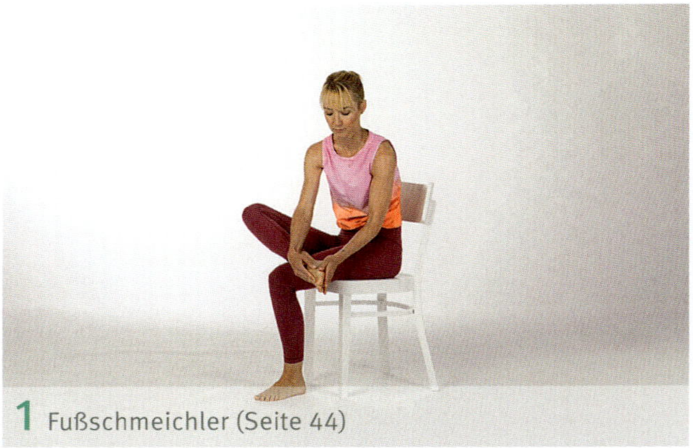

1 Fußschmeichler (Seite 44)

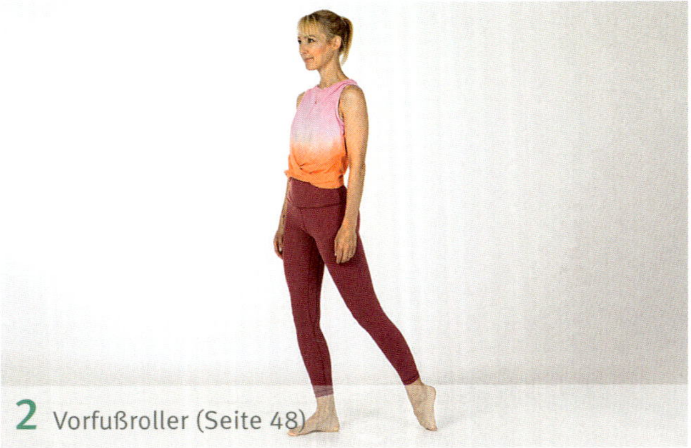

2 Vorfußroller (Seite 48)

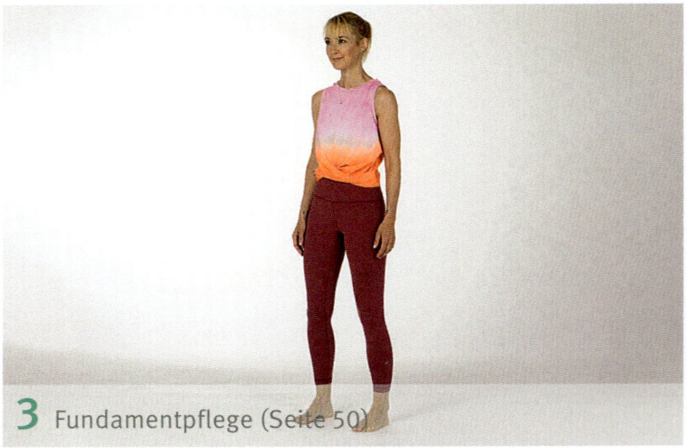

3 Fundamentpflege (Seite 50)

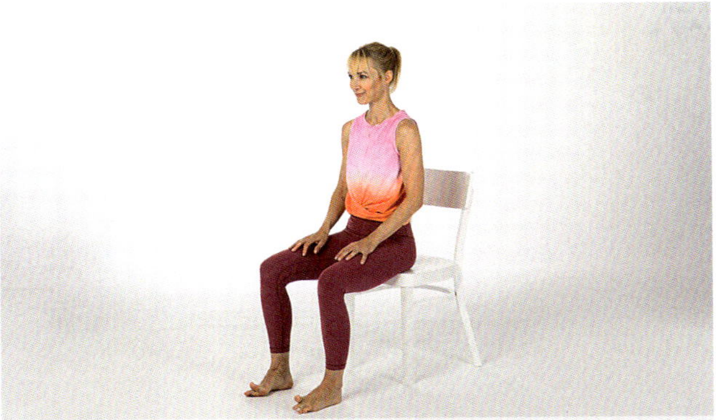

4 Klavierspieler (Seite 60)

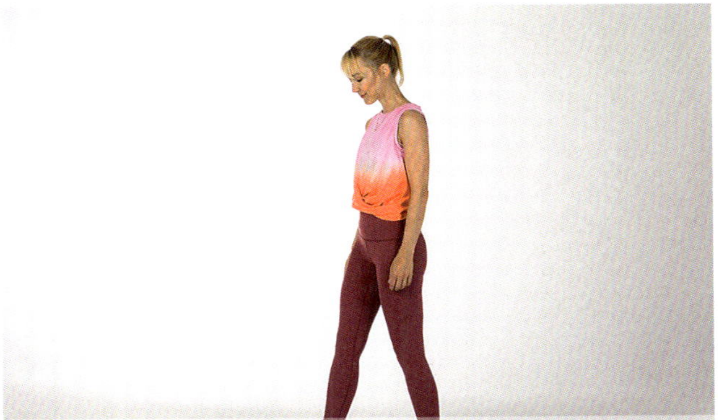

5 Bogenbau (Seite 76)

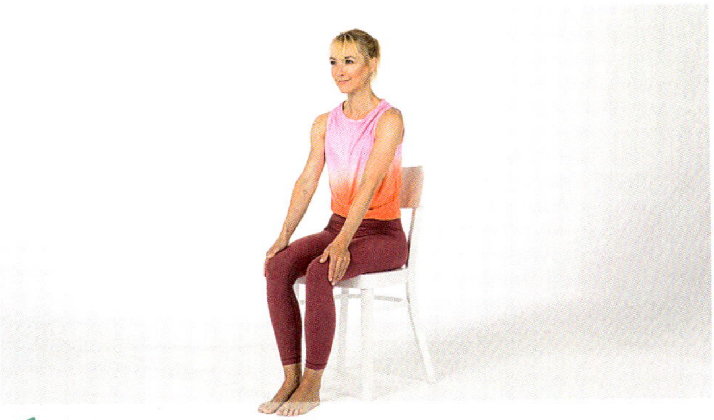

6 Küssende Onkel (Seite 52)

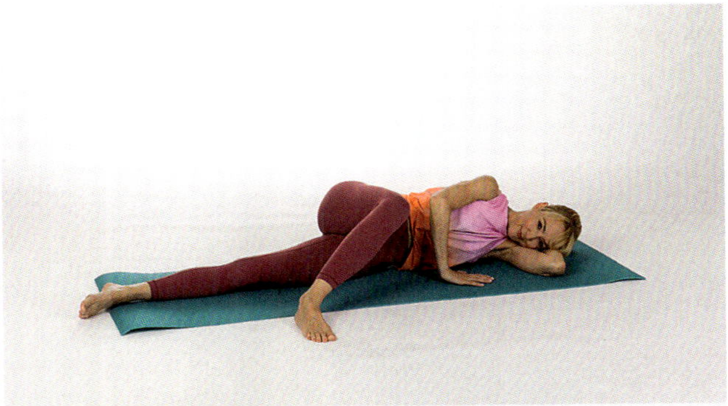

7 Fußverschrauber (Seite 80)

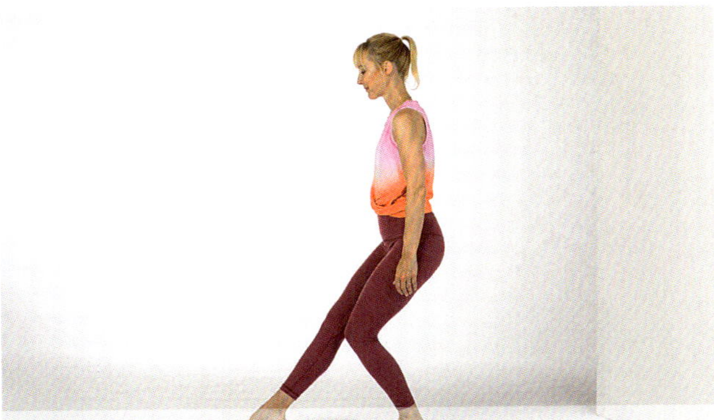

8 Stern (Seite 102)

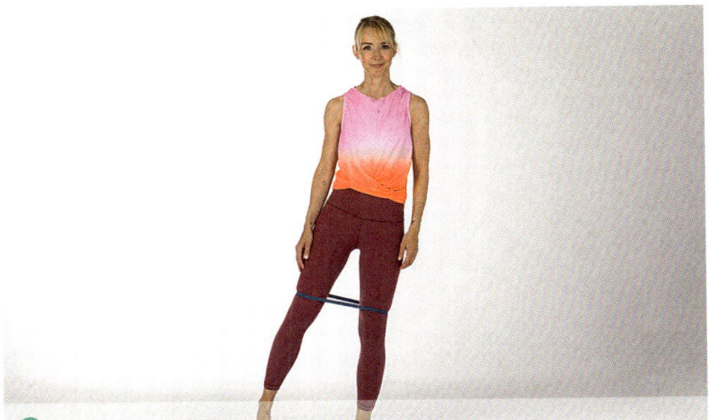

9 Krebsgang (Seite 78)

Trittsicherheit

Sie fühlen sich unsicher und haben das Gefühl, leicht umzuknicken? Mit diesem höchst effektiven Flow stärken Sie die Stabilität Ihrer Sprunggelenke.

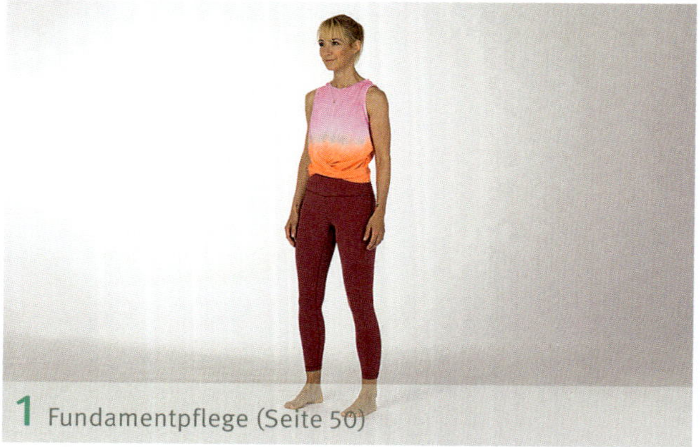

1 Fundamentpflege (Seite 50)

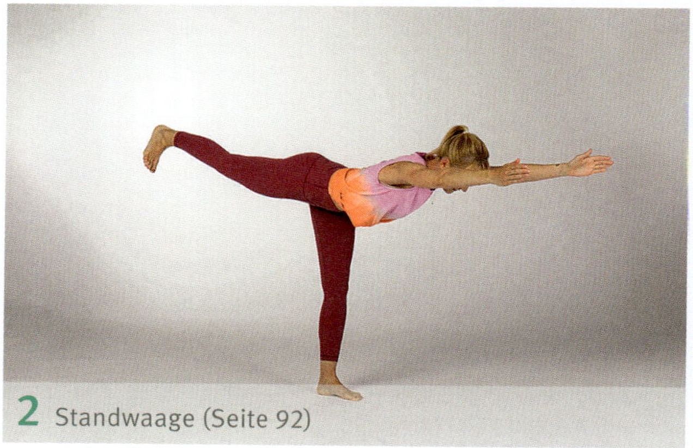

2 Standwaage (Seite 92)

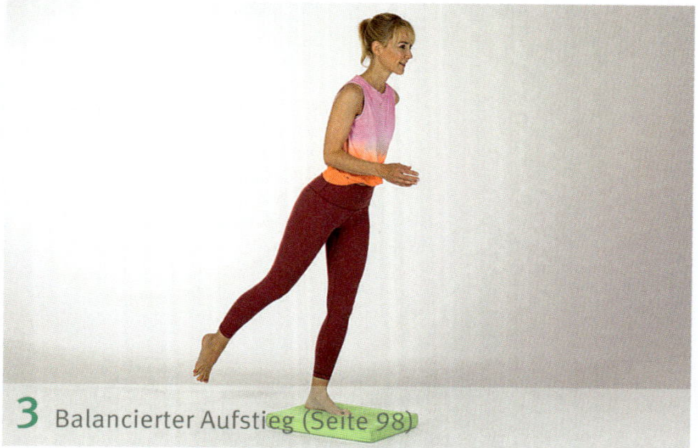

3 Balancierter Aufstieg (Seite 98)

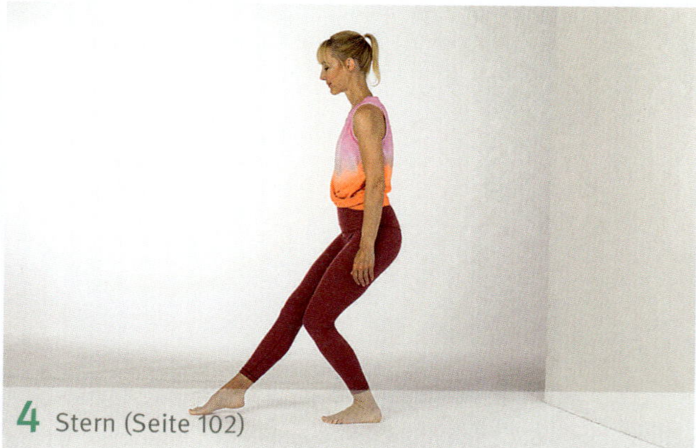

4 Stern (Seite 102)

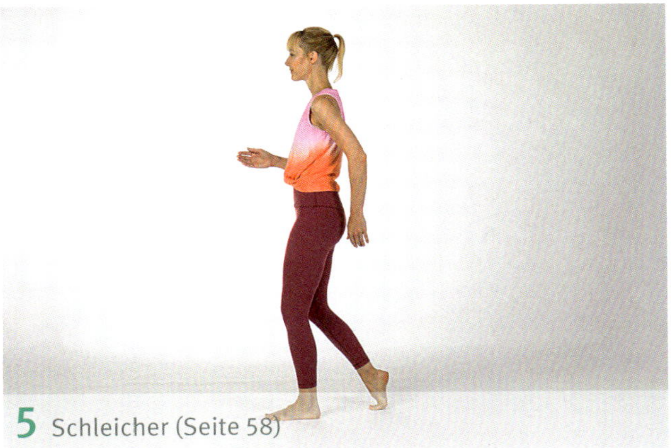

5 Schleicher (Seite 58)

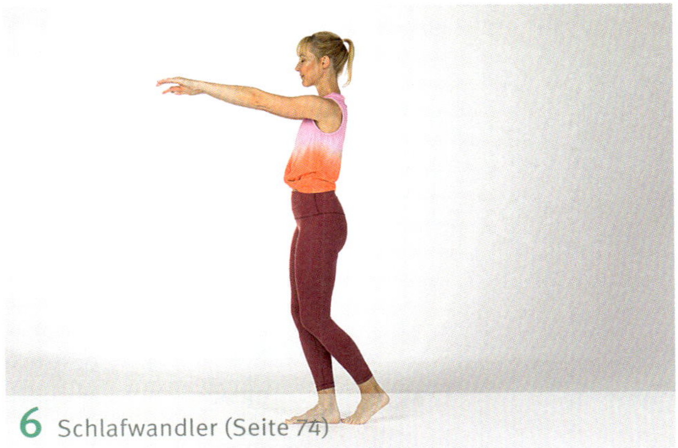

6 Schlafwandler (Seite 74)

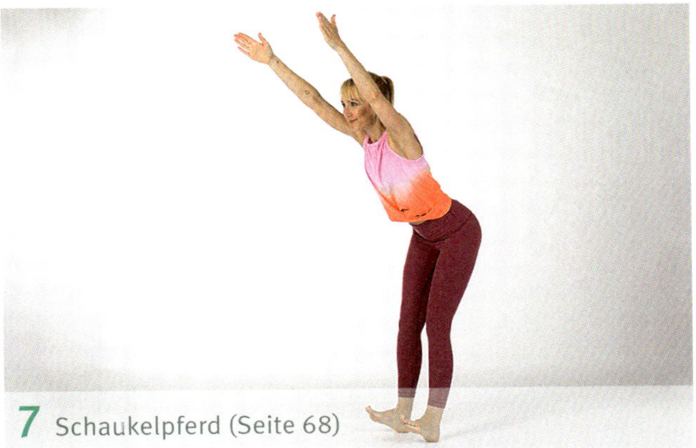

7 Schaukelpferd (Seite 68)

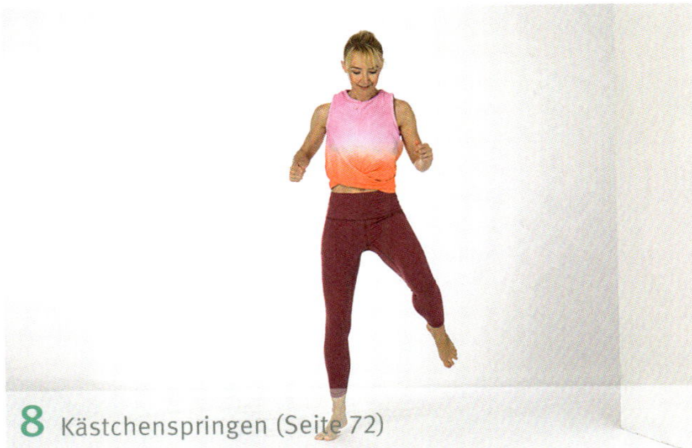

8 Kästchenspringen (Seite 72)

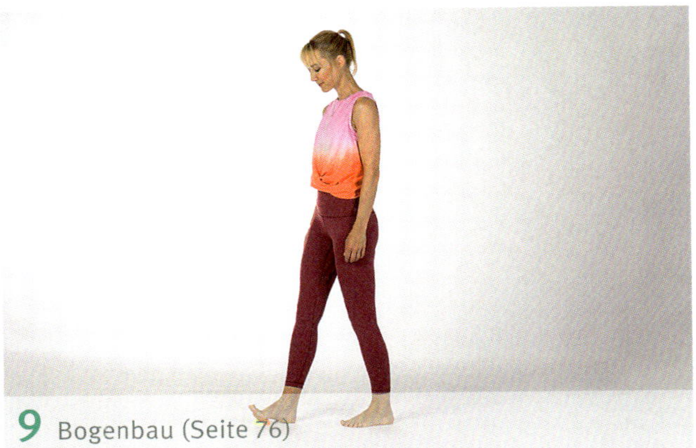

9 Bogenbau (Seite 76)

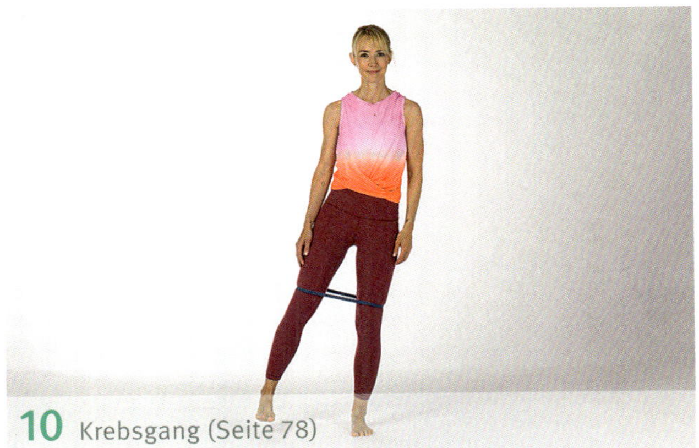

10 Krebsgang (Seite 78)

Frische-Flow für müde Füsse

Dieser Flow ist wie Urlaub für Ihre Füße. Sie gönnen ihnen damit die wohlverdiente Entspannung nach getaner Arbeit. Massagen, Dehnungen und Koordinationsübungen lassen müde Füße wieder munter werden.

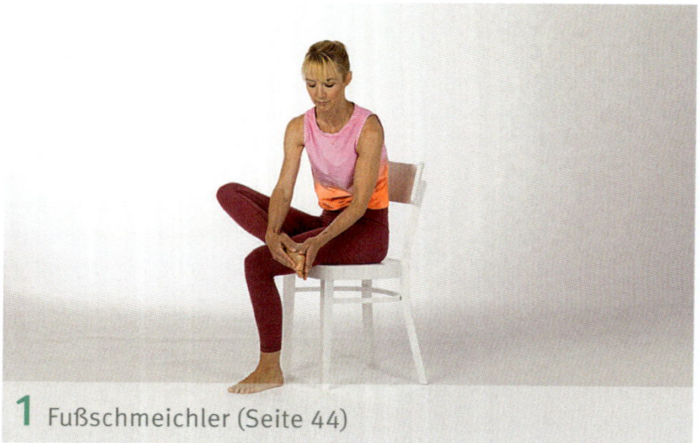

1 Fußschmeichler (Seite 44)

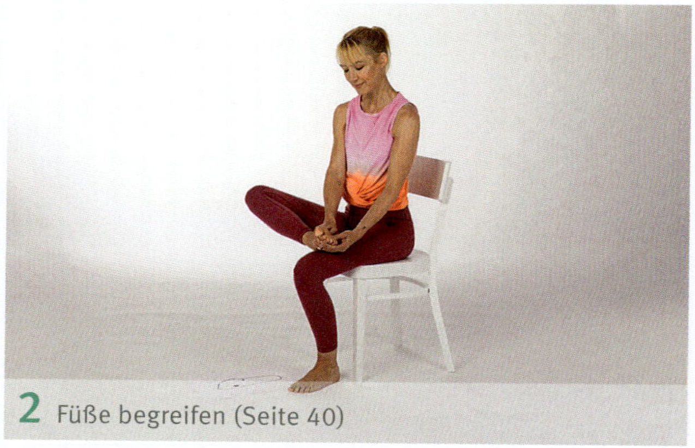

2 Füße begreifen (Seite 40)

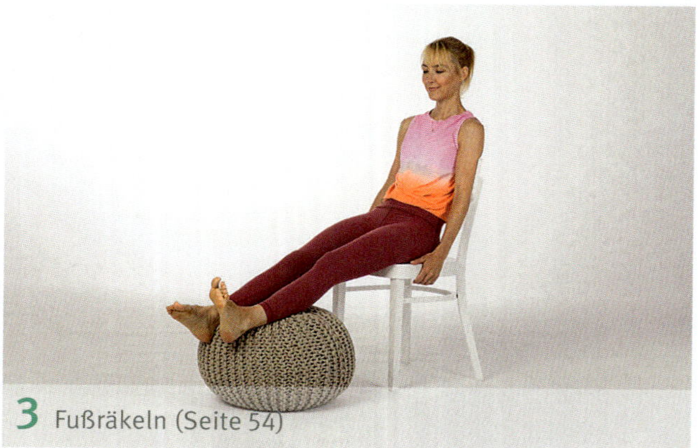

3 Fußräkeln (Seite 54)

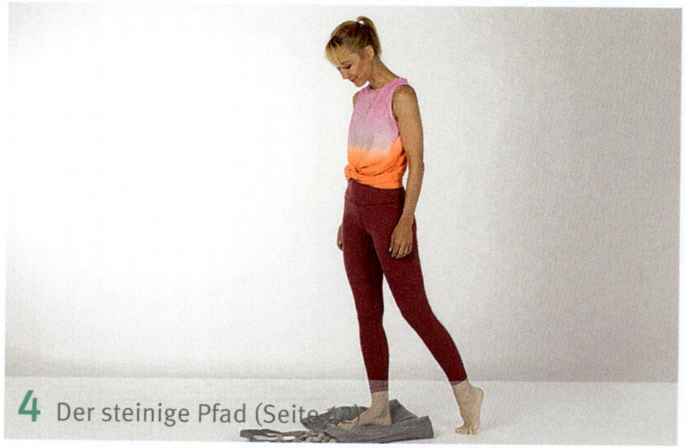

4 Der steinige Pfad (Seite [illegible])

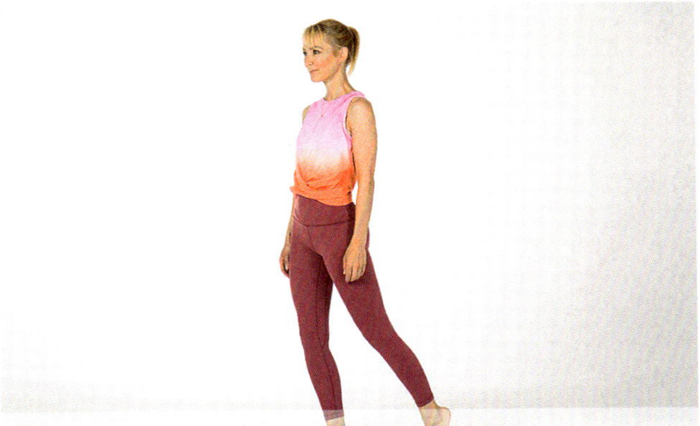

5 Vorfußroller (Seite 48)

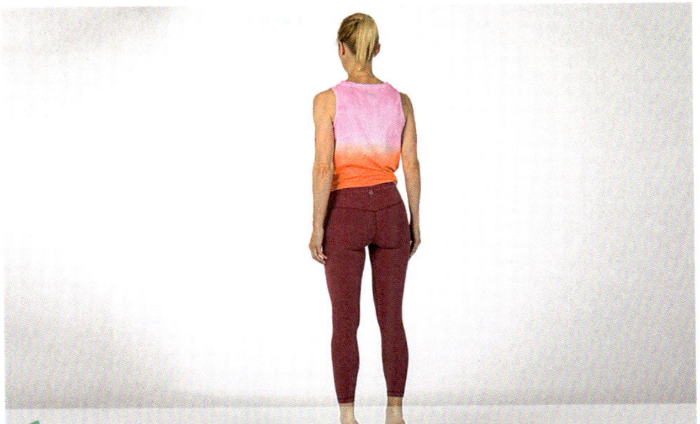

6 Achilles im Glück (Seite 62)

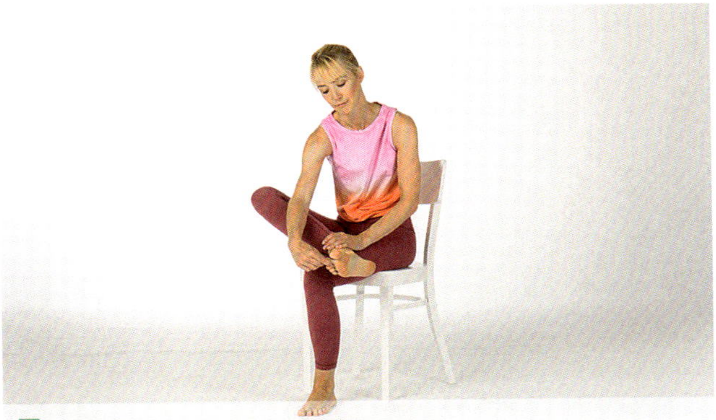

7 Lange Zehen (Seite 82)

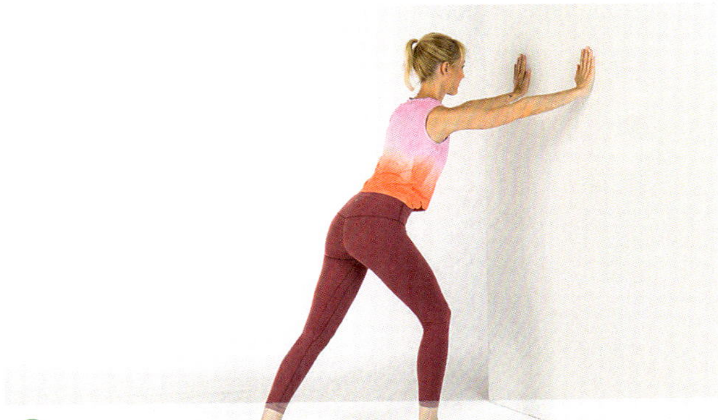

8 Wadenstretch (Seite 64)

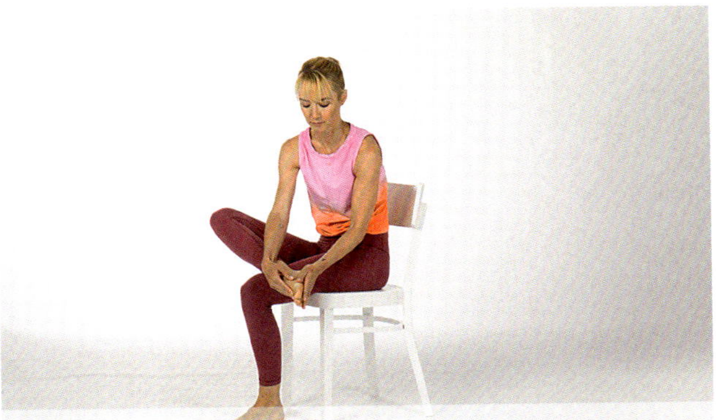

9 Fußschmeichler (Seite 44)

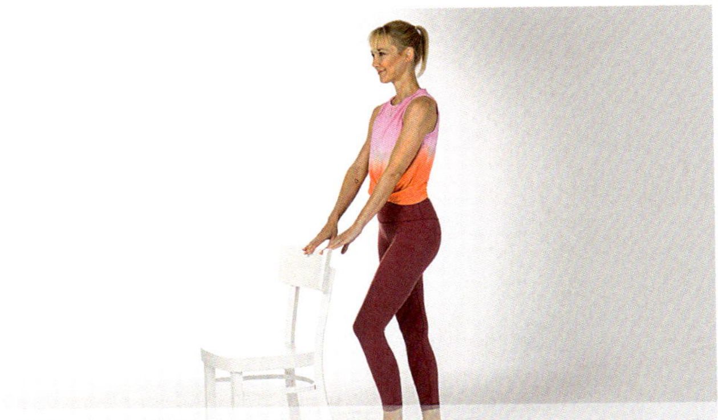

10 Sanfte Sohle (Seite 46)

Service

Stichwortverzeichnis

Empfehlungen von Arndt Fengler und Dr. med. Mellany Galla

Im Folgenden finden Sie weiterführende Empfehlungen

Buchtipps zum Weiterlesen

Mellany Galla/Arndt Fengler: **Füße in Bestform. Die besten Übungen der Fußspezialisten bei Fehlstellungen, Überlastungsschäden und Verletzungen**, Stuttgart, TRIAS Verlag, 2021

Kristin Adler/Arndt Fengler: **Psoastraining für Vielsitzer**, Stuttgart, TRIAS Verlag, 2018

Kristin Adler/Arndt Fengler: **Gesunde Faszien. Ihr Trainingsprogramm**, Stuttgart, TRIAS Verlag, 2016

Internetadressen

www.awmf.org: AWMF – Arbeitsgemeinschaft der Wissenschaftlichen Medizinischen Fachgesellschaften

www.artzt.eu: Trainingsutensilien

www.bodyfeet.ch: Bodyfeet – Fortbildungen für Therapeuten

www.kinesioschweiz.ch: Kinesioschweiz – Fortbildungen für Physiotherapeuten

www.gffc.de: Gesellschaft für Fuß- und Sprunggelenkchirurgie e.V.

Bibliografische Information der Deutschen Nationalbibliothek
Die Deutsche Nationalbibliothek verzeichnet diese Publikation in der Deutschen Nationalbibliografie; detaillierte bibliografische Daten sind im Internet über http://dnb.d-nb.de abrufbar.

Programmplanung: Celestina Filbrandt
Projektmanagement: Annalena Müller
Redaktion: Sibylle Duelli
Bildredaktion: Christoph Frick

Umschlaggestaltung und Layout:
CYCLUS · Visuelle Kommunikation, Stuttgart

Bildnachweis:
Umschlagmotiv und Bild S. 3: © vladimirfloyd/stock.adobe.com – Stockfoto. Von einem Model gestellt.
Fotos im Innenteil:
Autorinnenfoto Mellany Galla: Dr. Mellany Galla
Autorenfoto Arndt Fengler: Holger Münch, Stuttgart
People-Fotos: Simone Schneider, Stuttgart

Die abgebildeten Personen haben in keiner Weise etwas mit dem Thema zu tun.

1. Auflage 2022

TRIAS Verlag in Georg Thieme Verlag KG
Rüdigerstraße 14, 70469 Stuttgart, Germany
www.trias-verlag.de

Printed in Germany

Satz: Fotosatz Buck, Kumhausen
Repro: LUDWIG:media gmbh, Zell am See, Österreich
Druck: AZ Druck und Datentechnik GmbH, Kempten

Gedruckt auf chlorfrei gebleichtem Papier

ISBN 978-3-432-11346-3 1 2 3 4 5 6

Auch erhältlich als E-Book:
eISBN (ePub) 978-3-432-11347-0

Wichtiger Hinweis: Wie jede Wissenschaft ist die Medizin ständigen Entwicklungen unterworfen. Forschung und klinische Erfahrung erweitern unsere Erkenntnisse. Ganz besonders gilt das für die Behandlung und die medikamentöse Therapie. Bei allen in diesem Werk erwähnten Dosierungen oder Applikationen, bei Rezepten und Übungsanleitungen, bei Empfehlungen und Tipps dürfen Sie darauf vertrauen: Autoren, Herausgeber und Verlag haben große Sorgfalt darauf verwandt, dass diese Angaben dem Wissensstand bei Fertigstellung des Werkes entsprechen. Rezepte werden gekocht und ausprobiert. Übungen und Übungsreihen haben sich in der Praxis erfolgreich bewährt.

Eine Garantie kann jedoch nicht übernommen werden. Eine Haftung des Autors, des Verlags oder seiner Beauftragten für Personen-, Sach- oder Vermögensschäden ist ausgeschlossen.

Marken, geschäftliche Bezeichnungen oder Handelsnamen werden nicht in jedem Fall besonders kenntlich gemacht. Aus dem Fehlen eines solchen Hinweises kann nicht geschlossen werden, dass es sich um einen freien Handelsnamen handelt.

Wo datenschutzrechtlich erforderlich, wurden die Namen und weitere Daten von Personen redaktionell verändert (Tarnnamen). Dies ist grundsätzlich der Fall bei Patienten, ihren Angehörigen und Freunden, z. T. auch bei weiteren Personen, die z. B. in die Behandlung von Patienten eingebunden sind.

Thieme nennt Autorinnen und Autoren konkrete Beispiele, wie sich die Gleichstellung von Frauen und Männern sprachlich darstellen lässt. Wo im Text (z. B. aus Gründen der Lesbarkeit) nur das generische Maskulinum verwendet wird, sind alle Geschlechter gleichermaßen gemeint.

TRIAS, einer der führenden Ratgeberverlage im Bereich Gesundheit, gehört zur Thieme Gruppe, marktführender Anbieter medizinischer Fachinformationen und Services. Anspruch der Thieme Gruppe ist es, den im Gesundheitswesen tätigen Berufsgruppen sowie allen an Gesundheit Interessierten genau die Informationen und Angebote bereitzustellen, die sie in einer bestimmten Arbeitssituation oder Lebensphase benötigen. Durch die hohe Qualität und zielgruppenspezifische Relevanz der angebotenen Leistungen bereitet Thieme den Weg für eine bessere Medizin und mehr Gesundheit im Leben.

Thieme